解毒・神経再生治療で

アルツハイマー病は予防・治療できる!

お茶の水健康長寿クリニック院長
白澤 卓二

すばる舎

アルツハイマー病の予防・治療は新たなステージへ

「アルツハイマー病や認知症は予防できる、改善する、治療可能になった」と言うと、否定的な感覚を持つ方はいまだに多いのではないでしょうか。

これまで、認知症やアルツハイマー病に関する一般的な考え方と言えば、

「認知症は加齢や遺伝が原因で、老人になると誰でも患《わずら》う可能性がある病気」
「認知症になりたくなければ、脳トレなどで知能低下を予防することが効果的」
「アルツハイマー病は発症すれば進行を遅らせることしかできず、治療法はない」
「アルツハイマー病は二、三の薬剤が認められているだけで、効果も限定的である」

というのが常識だったと思います。

しかし実は、人間の認知機能というのは驚くべきもので、必ずしも「加齢＝認知症の原因」というわけではありません。実際、脳に萎縮《いしゅく》が見られた人でも認知機能を保持しているケースもあるのです。

健康長寿の人に共通する特徴

もともと私は東京都老人総合研究所でアルツハイマー病を専門的に研究していたのですが、2000（平成12）年を過ぎたぐらいから、「健康長寿」というテーマに変更しました。

100歳を超えた方を「百寿者」と言うのですが、非常に認知機能が優れた人にフォーカスを絞って研究をしていました。中でも象徴的な人が日野原重明先生です。2004年「NHKスペシャル『老化に挑む』」という番組を撮影した時のこと、日野原先生は当時、100歳を超えていたにもかかわらず、鞄を持って往診されていました。

100歳を迎えられて私がお目にかかった時、「白澤君、これからは新幹線で原稿を見るのにiPadがいいから買ったよ」と仰っていて、100歳にしてタブレットパソコンを買うほどチャレンジ精神が旺盛だったのです。

もう一人、日野原先生より先輩の三浦敬三さん。プロスキーヤー三浦雄一さんのお父様です。敬三さんの採血検査をした時、日野原先生が、「コントロール（実験などで被験者に対する対照群）になってあげる」ということで検査をしたら、一致するデータが出たのです。

今では当たり前になったのですが、若返りホルモンと言われる「ＤＨＥＡ（デヒドロエピアンドロステロン：Dehydroepiandrosterone）」とか「アディポネクチン」とか、いくつかの長寿ホルモンがこの二人の共通項として見られました。そのほか、「インシュリンの血中濃度が低い」といった、いくつかのバイオマーカーが同じように見られたのです。

「スーパーエイジャー」の脳はいつまでも元気

海外でもこういう百寿者研究はあります。

アメリカ・ノースウエスタン大学アルツハイマー病センターのアマンダ・クック博士が、80歳を超えてもエピソード記憶が衰えない高齢者（＝スーパーエイジャー）を対象に、その脳を調べた報告があります。

エピソード記憶とは、過去に体験したイベント（事象）に対する記憶のことを言いますが、これまでの研究から、脳の「海馬」や「前頭前皮質」という部位が関係していることが知られています。

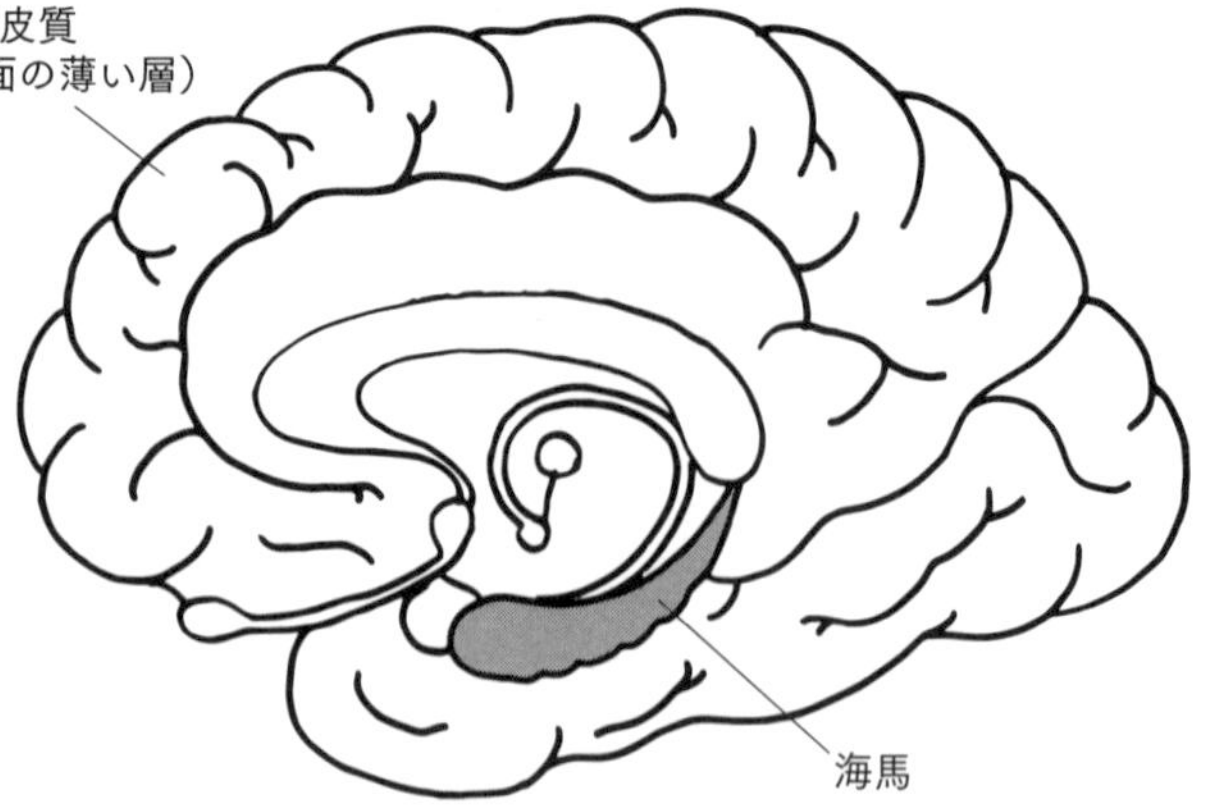

クック博士の研究チームは、平均年齢83歳のスーパーエイジャー20人と、同世代の平均的な認知機能を持つ高齢者12人との全脳皮質容積をＭＲＩで測定し、18か月後に再測定して、脳の萎縮の速度を算出、脳の皮質容積を比較したのです。

脳の神経細胞は大脳皮質という部分に局在しているので、神経細胞が減少するほど大脳皮質の容積も小さくなります。

研究の結果、平均的な認知機能の高齢者は、脳の皮質容積が1年間に2・24％も減少していたのに対して、スーパーエイジャーの皮質容積の減少率は1・04％と、有意に低いことがわかりました。

この研究で脳の萎縮が少なく、認知機能が保たれるスーパーエイジャーの存在が証明されたのです。

彼らスーパーエイジャーが遺伝的に優れているの

か、あるいは何らかの環境要因で認知機能が保たれているのかについては、今後の研究課題ですが、必ずしも「歳を取ることで脳萎縮が起こって認知症になる」とは言えないことがわかります。

オランダで115歳まで生きたシッパーさん

１８９０年生まれで、２００５年当時、世界最高齢の１１５歳で亡くなったオランダ人女性のヘンドリック・ヴァン・アンデル・シッパーさんの脳には全く萎縮が見られませんでした。

彼女は献体されたため、死後、顕微鏡で脳の記憶を司る海馬の神経細胞を観察すると、老年性の病理学的変化はほとんど観察されず、若者の脳のように整然としていたのです。

彼女は亡くなる直前まで認知機能が保たれていたのですが、神経細胞が歳を取っても減少しなかったためと判明します。

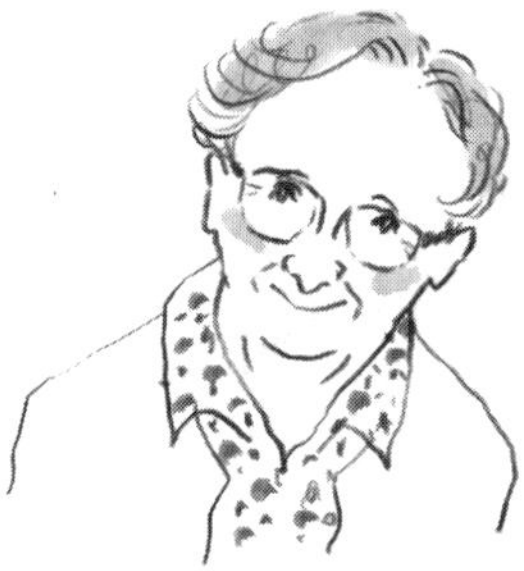

これは、「老いると神経細胞を失い、脳は萎縮するもの」という定説を覆す発見だったのです。シッパーさんの病理標本を見ると、海馬や側頭葉には、ほとんど萎縮がない状態でした。

顕微鏡写真を見ると、錐体《すいたい》細胞の数もみなさんの脳と同じぐらいの細胞数があって、ほとんど老化性の変化がなく、アルツハイマー病の変化はゼロだったのです。老人斑も見えず、一生涯、全くアルツハイマー病の変化が来なかったことが確認できます。

したがって、「歳を取ったら皆アルツハイマー病になる」というのはウソで、「アルツハイマー病に全くならない人もこの世の中にはいる」ということです。

当時、私は神経細胞が115年間働き続けたと考えていましたが、今は、本当にこの細胞が115年生きたかどうかはわからないと考えています。

「神経新生」に関しては、1990年頃から解剖学と生物学の知識がガラッと変わり、神経も骨と同じように常に再生して、認知機能を保ちながら加齢を続けているということになったのです。

したがって高齢者の幹細胞《かんさいぼう》（自分と同じ細胞を作る能力と、別の細胞に分化する能力を兼ね備えた細胞）が非常に元気で、115年生きたシッパーさんの例で考えると、80歳ぐらいの時に幹細胞が分裂して、新しいニューロン（神経細胞→12ページ図）を作ったとすれば、その神経細胞の寿命はまだ40年ぐらいかもしれないわけです。

「スーパーエイジャー」と言われる人が特殊ということではなく、実際に80代前半の日本人のうち、3分の2はアルツハイマー病になっていないのです。

脳が萎縮《いしゅく》しても認知機能を保つことができる人

実際、脳に萎縮が見られ、アルツハイマー病に罹《かか》っている人でも認知機能を正常に保っていた例も報告されています。

アメリカ・ケンタッキー大学のデヴィッド・スノウドン教授が、アルツハイマー病の解明に協力した678人のシスターたちの半世紀を追跡して死を看取ってきた記録が、著書『100歳の美しい脳』[*1]で詳細に描かれています。

その中で印象的なエピソードは、101歳で亡くなったシスター・メアリーです。

彼女は亡くなる直前まで認知機能が正常で、認知機能テスト（MMSE）でも正常範囲の27点（30点満点中）を獲得していました。

ところが、亡くなった後に病理解剖されると、典型的なアルツハイマー病で、脳も委縮していたことがわかります。

シスター・メアリーは19歳から84歳まで現役の数学教師で、若い頃から脳の機能をしっかり使っていましたが、数学の教師を退いてからも、福祉活動に活発に取り組んでいたそうです。

認知機能を上手に使えば、脳がアルツハイマー病に侵されても、本当に認知機能を保つことができるのでしょうか？

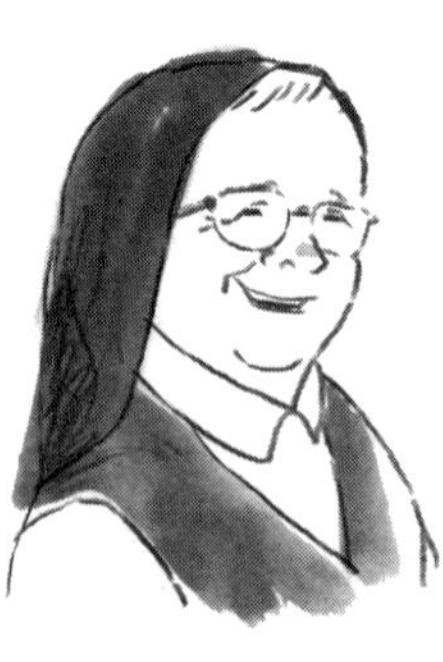

アメリカ・カリフォルニア大学サンフランシスコ校グラッドストーン研究所のレナード・ムッケ博士は、延命タンパク質として知られる「抗老化ホルモン（クロトー：Klotho）」のレベルを上げると、アルツハイマー病を発症したネズミの認知機能を改善できると報告しています。
研究グループは、アルツハイマー病を発症するように遺伝子操作したネズミを使って実験しました。
この実験で、アルツハイマー病の発症と同時期にクロトーを高レベルで生成させるようにすると、脳はアルツハイマー病が進んでいるのに、認知機能は改善していることがわかったのです。さらに、学習と記憶に関与している神経伝達物質の受容体を調べると、受容体の特性が若返っていたこともわかります。

この研究で、シスター・メアリーの謎の一端が解明されたのかもしれません。

私のクリニックに来られる方の中にも、そういう方が何人かいらっしゃいます。脳には完全に委縮も見られるのですが、MMSEが全然落ちていないのです。

ある方はたいへん勉強家で栄養学の勉強をされているのですが、やっぱり脳を鍛えるということは、すごく大事なんですね。

個人の症状に合わせたオーダーメイドの「神経再生治療」とは

現在、私は臨床現場でアルツハイマー病の解毒治療を行っていますが、「サイトカイン」を使った脳神経再生治療に取り組んでいます。(→182ページ)

サイトカインというのは、ヒトの体細胞から分泌される微少なタンパク質で、細胞の相互作用、特に免疫や炎症に関連する生理活性物質を言います。標的となる細胞に対して増殖や分化・機能の発現・細胞死などの、さまざまな反応を引き起こします。

発達障害や精神科疾患で治療効果を認められ、脳神経細胞の再生治療を実践されているメキシコ・脳機能検査のカルロス・アギラー先生の治療システムがあります。

これをアルツハイマー病患者さんの脳神経再生治療に取り入れ、日本人に合った独自の「解毒・神経再生プログラム（TSメソッド）」を考案し、お茶の水健康長寿クリニックでアルツハイマー病患者さんに対して一人一人の症状に合わせた脳神経再生治療を実践しています。

脳の萎縮がなく、神経細胞は死んでいないけれども、シナプスがうまく機能していないというケースでは、必須ビタミンやホルモンを適正値まで回復し、神経再生を妨げる体内の微量有害金属などを解毒すると、認知機能を改善させ

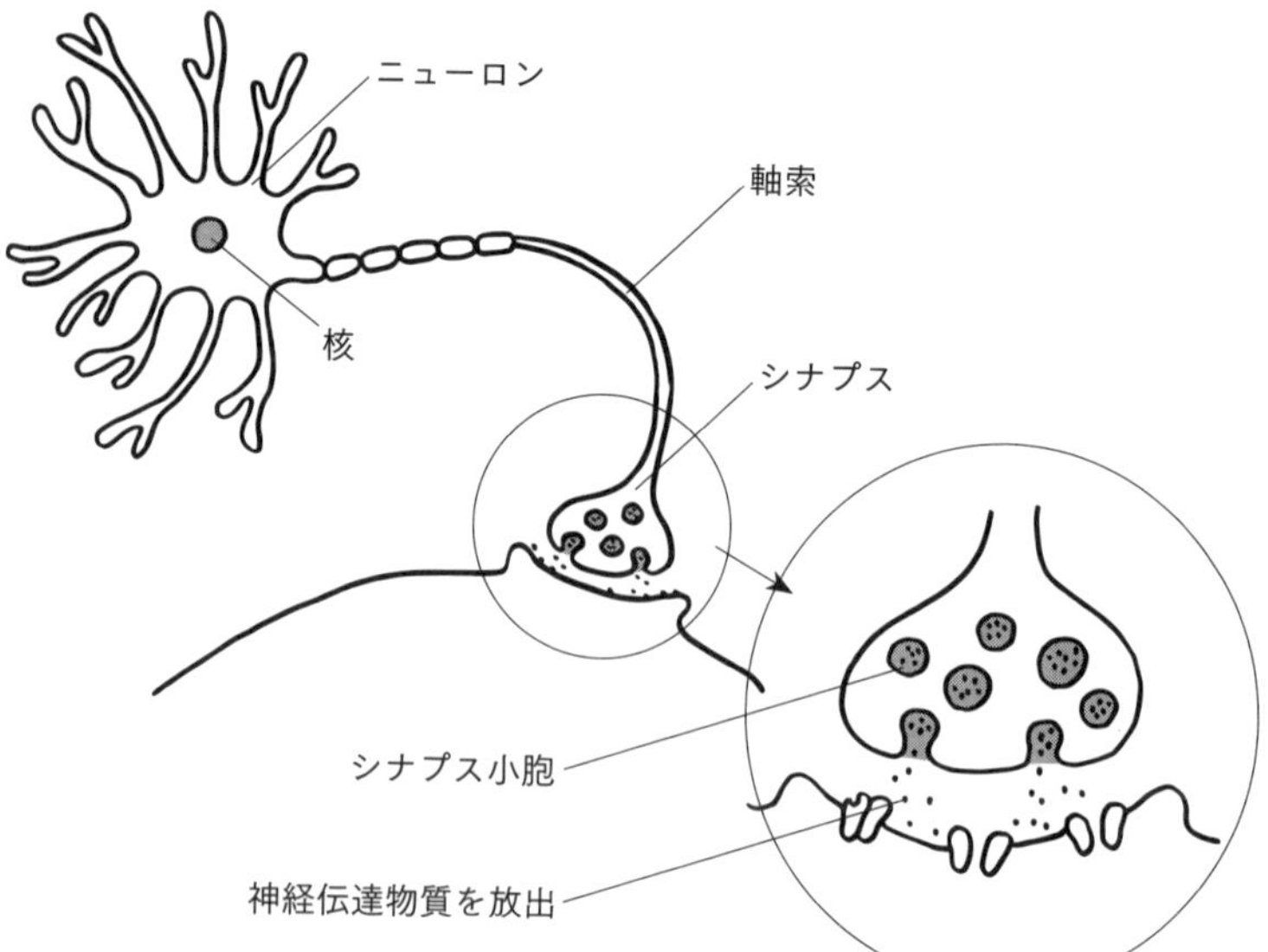

ることができます。

しかし、アルツハイマー病患者さんの場合は、脳神経細胞の多くを失っているので、仮に進行を止められたとしても、既に正常な認知機能を保てない数にまで減っていた場合、神経細胞そのものを再生しないと認知機能は改善できません。

神経細胞を再生する治療というのは根本治療であり、画期的だと思います。アルツハイマー病や認知症の研究は世界中で進められており、その成果も着実に上がってきています。

当クリニックでも予防、治療で症状の改善が見られ、アルツハイマー型認知症は、アギラー先生の機能的脳波診断と神経再生サイトカイン療法で改善できることが実証されつつあります。回復の兆候として最初に現れるのは、妄想などの症状が収まって落ち着いてくること、患者さん自身に笑顔が戻ってくること、そして職場復帰への意欲が湧いてくることがあります。

アギラー先生や私が実践している先端治療は、日本ではまだ、標準的な保険診療として広く、誰にでも受けられる治療法にはなっていませんが、アルツハイマー病の予防・治療については、かなりの部分で改善できるようになってきたのも事実です。

アルツハイマー病の予防は「点」ではなく「面」で考える

アルツハイマー病は遺伝的な要因があることに加え、慢性疾患や生活習慣、環境的な要因が発症に大きく関与していることが、さまざまな研究からわかってきました。

単剤処方や単一的な予防法だけでは改善できず、発病も防ぎきれないということは、これまでの失敗によって証明されてきたとも言えます。

アメリカのデール・ブレデセン博士は『アルツハイマー病　真実と終焉』[*2]の中で、アルツハイマー病は、脳が次の三つの脅威から身を守ろうとする時に起きるとしています。

脅威1　炎症（感染、食事またはそのほかの原因による）
脅威2　補助的な栄養素、ホルモン、その他脳の栄養となる分子の低下や不足
脅威3　金属や生物毒素（カビなどの微生物が産出する毒物）などの有害物質

認知症やアルツハイマー病の原因やリスク因子は人によってさまざまなので、予防や治療は、その人に合わせた方法であることが大事です。

そのためには「自分の現状はどうなっているのか」ということを把握し、正しい情報に基づいて、戦略的に有効な対策を講じていくことが必要になります。

情報は常にアップデートされるので、それに応じて対策を変えていくことがよりよい結果につながります。

患者さんを抱えるご家族や認知機能の低下を自覚している方にとって、

「自分や本人にとって、どうすればいいのか」

「何をして、何を避ければいいのか。それはなぜか」

ということを切実に知りたいのではないかと思います。

そこで本書では、リスクの高い人の予防、アルツハイマー病と診断された人の改善法、治療の最新情報、当クリニックで行う検査や治療の実施内容と症例を紹介し、これからの行動方針を決めるために参考となる最新情報を紹介したいと考えています。

医療者の側も最新研究にキャッチアップすることは当然ですが、病気の当事者や家族の方の「治りたい」「治してあげたい」という熱意や姿勢が、医療の現場を変えていくこともあります。これは新しい潮流だと思います。

認知症に限らず、先端の勉強や治療をしていらっしゃる先生と患者・家族にとって「治りたい」「治してあげたい」という部分では、完全に気持ちは一致しているのです。

本当に最新の治療を求める患者さんは、自由診療でも「治りたい」「治してあげたい」という非常に強いモチベーションを持って全国から来られています。

今は自由診療ですが、もう少し症例が増えてくると、学会でも本書のような治療法やプロトコルを使い出すようになり、医療も変わっていくのではないでしょうか。そうすればやがて標準治療になってくると思います。

断片的で不確かな情報に振り回されることなく、自分や家族に合った方法を学び、患者さんや読者のみなさんの人生を改善されることに寄与できればと考えています。

お茶の水健康長寿クリニック　院長
白澤　卓二

すばる舎から読者のみなさまへ

●本書における日本および諸外国の登録商標表記については、煩雑になることを避けるため、™、®、© などは省略しています。
●本書における原著論文、研究報告などの引用について、原著者、筆頭研究者などの所属、肩書きは執筆された当時のものです。
●「解毒・神経再生治療」は、本書著者である白澤卓二お茶の水健康長寿クリニック院長の考案した方法です。
●本書で紹介された治療の効果、感想などについては個人の体験に基づくものであり、個人差もあるため、すべての人に完全に同等の効果を保証するものではありません。
●本書に書かれていることを読者が実行する場合は、事前に主治医に相談し、同意を得て下さい。
●本書に紹介された概念、予防法、治療法、アドバイスなどは、読者を直接診察する主治医の診療に代わるものではありません。本書で紹介された記事内容に従ったことにより生起した、いかなる損害についても、出版社や著者は責任を負いかねますので、予めご了承下さい。
●本書の内容に関連した個人的なアドバイスやサービスなどについて、出版社、著者は提供しておりません。
●本書で紹介された検査、診察、治療を受けることを希望される場合は、著者のクリニック相談窓口までお問い合わせ下さい。

お茶の水健康長寿クリニック（自由診療）
〒101 - 0062　東京都千代田区神田駿河台 2 - 8　瀬川ビル 7F
03 - 3868 - 2041（月曜～金曜・受付 10:00 ～ 18:30）
http://ohlclinic.jp/

解毒・神経再生治療で　アルツハイマー病は予防・治療できる!　目次

はじめに　3

アルツハイマー病の予防・治療は新たなステージへ　5
健康長寿の人に共通する特徴　4
「スーパーエイジャー」の脳はいつまでも元気　5
脳が萎縮しても認知機能を保つことができる人　9
個人の症状に合わせたオーダーメイドの「神経再生治療」とは　11
アルツハイマー病の予防は「点」ではなく「面」で考える　14

第1章

最新研究からアルツハイマー病の発症リスクを知る

1.ApoE4遺伝子のリスクを知る 28
ApoE4は、なぜアルツハイマー病最大のリスク因子なのか 28
遺伝子要因に環境因子が加わると、早期発症リスクが高くなる 34
ApoE4の性格と特性 38
ApoE4を持っていてもリスク管理できれば発症は防げる 40
ApoE4を持つ人のリスク管理は水銀のデトックスから 43
コラム　遺伝子のリスク回避をどう考えるか　アンジーの選択 45
ApoE4遺伝子以外のリスク 47
2.慢性疾患によるリスクを知る（外傷性ダメージを含む） 50
糖尿病・肥満症 50
糖尿病薬のアルツハイマー病に対する効果 51

脳が「メタボ」になると、記憶障害が起きる　53
インスリンと脳の関係　54
高血圧　57
高コレステロール血症（スタチンのリスク）　61
心臓病（冠状動脈性心疾患などを含む）　63
「皮肉屋」の性格は、心臓病や高血圧だけでなく、
認知症のリスクも高める　63
うつ（抗コリン薬と認知症のリスク）　65
外傷性脳障害（脳血管に既往歴を持つ人のリスク）　67
橋本病（慢性甲状腺炎）　69
消化性潰瘍・逆流性食道炎（プロトンポンプ阻害薬と認知症のリスク）　71
リーキーガット症候群　73
グルテン・カゼインの脅威　76
3．生活習慣のリスクを知る（生活リズム・食・運動）　83
睡眠不足（睡眠時呼吸障害・徹夜）　83

徹夜がアルツハイマー病を加速する　83
飲酒・喫煙　85
重度飲酒と認知症のリスク　85
喫煙と認知症のリスク　89
ストレス・生活リズム異常　91
「心配性」な人はうまくストレスを発散すれば、認知症のリスクを抑えられる　91
ストレスは認知機能にどう影響する？　92
アルツハイマー病で「生活リズム異常」が起きる理由　94
脳への知的刺激や身体活動の少ない生活　96
「格差」はアルツハイマー病の発症にも影響　96
4．環境によるリスクを知る（毒物曝露・歯科金属）　98
環境要因と慢性感染　98
除草剤の脅威　98
慢性感染とアルツハイマー病の発症リスク　102

第2章

アルツハイマー病の予防法を知る

1. 遺伝子リスクに対する予防法 106
ApoE4型の人には30代からの早期予防を勧める理由 106
アルツハイマー病の予防として期待される生活習慣とは 107
認知機能を改善する「ケトン体」 109
アルツハイマー病の発症リスクを抑える食事 110
2. 生活習慣のリスクに対する予防法 112
まずは「生活習慣を治療する」という意識を持つ 112
噛むことは、脳の「ジョギング」 113
アルコール・喫煙 115
赤ワインの認知症予防効果 115
適量なら、アルコールに認知症予防効果が期待できる 116

「人助け」がストレスの解消になる 119
運動習慣を改善すれば、認知機能の向上が期待できる 121
認知とバランス機能の維持に「ダンス」が有効 122
速く歩く人は死亡リスクが低い 124
再生能力を持つ「幹細胞」を、走ることで活性化する 126
学習効果を高める運動の「タイミング」 128
脳への刺激の少ない生活を改善する 130
高齢者へ移る「思秋期」に大事な刺激 130
3．慢性疾患に対する予防法 132
「脳の炎症」を抑えるナッツ類の効用 132
「ホモシステイン値」が高い人は緑茶を 134
「認知機能低下」と米ぬかの効用 135
アルツハイマー病とウコンの効用 136
アルツハイマー病とオメガ3脂肪酸の効用 138
認知症予防と黒酢の効果 140

認知症予防とコーヒーの効果 142
「記憶の保持」と幼少期の食習慣 144

第3章

アルツハイマー病の検査と治療

初診時検査・診察の流れと内容（お茶の水健康長寿クリニックの例） 148
診察の流れ 149
①オリゴスキャン 152
②顔の撮影 154
③尿検査（酸化ストレスマーカー・腫瘍マーカー測定） 154
④歩行・バランス測定 155
⑤血管機能検査・血圧・血管伸縮性・AGEs検査 155
⑥骨密度測定 156

⑦認知機能検査1（長谷川式・MMSE・コグニトラックス） 157
⑧採血 162
⑨P300機能性脳波検査・認知機能検査2 163
⑩TAMAS＋動脈硬化検査・自律神経均衡検査（ストレス検査） 168
⑪初診当日に判明する検診結果の説明 170
⑫医薬品・医療用サプリメント処方 172
再診時の流れと内容 173
初診時から3～4週間後に判明する検診結果の説明 173
サイトカイン治療に関する、患者さんへの説明 182

第4章 症例と治療の実際

ビタミンD欠乏 193

水銀値が高位（アマルガムなし） 195
リーキーガット症候群（グルテン・カゼイン抗体） 197
がん治療と同時に認知症治療も 199
歯周病やインプラントの炎症 203
外傷性ダメージ歴 205

参考文献 207

おわりに 208

第 1 章

最新研究から
アルツハイマー病の
発症リスクを知る

1. ＡｐｏＥ４遺伝子のリスクを知る

ＡｐｏＥ４は、なぜアルツハイマー病最大のリスク因子なのか

アルツハイマー病の発症に関わるリスク遺伝子は150以上報告されていますが、最も重大なものが「ＡｐｏＥ４（アポイー・フォー）」という遺伝子です。

ＡｐｏＥ遺伝子には2型、3型、4型の種類があり、日本人に見られる頻度はそれぞれ、2型：4.8％、3型：85・1％、4型：10・1％と報告されています。

「アルツハイマー病を発症した日本人の51％がＡｐｏＥ４遺伝子を持っている」という報告もあり、発症リスクの高さ、発症年齢の若齢化、認知機能が低下する速度を加速させるなど、多面的に関与していると考えられています。

自分がＡｐｏＥ４遺伝子を持っているかどうかは、遺伝子検査で調べられますから、もし、持っていたら30～40歳からアルツハイマー病予防に取り組むことを勧めています。

ＡｐｏＥ４遺伝子を持つ人は、30〜40歳からアルツハイマー病の予防が必要になる理由として、このタイプの人はアルツハイマー病の発症年齢が早く、血液検査でも炎症性バイオマーカーが陽性になることが多いからです。

炎症の引き金となるのは「ウイルスや細菌感染」「打撲や骨折などの外傷」「酸化ＬＤＬなど損傷したタンパク質や脂質」など多種多様ですが、デール・ブレデセン博士が著書で[*2]指摘しているとおり、これらの原因による慢性的な炎症への防御反応としてアミロイドβが蓄積し、神経細胞が変性してしまうのです。

従来から「アルツハイマー病や認知症は遺伝性の病気である」という理解がされていたこともあり、遺伝的要因がリスクであると理解していた方も多いと思います。

では、「遺伝的な要因だけで必ず発症するか」と言えばそうではありません。ただし、リスクが高くなることはまちがいありません。

ＡｐｏＥ４を持っている方については、当クリニックでもある程度いらっしゃって、ＡｐｏＥ４を持っていない人（3／3型）のアルツハイマー病の発症確率を1とした時、研究報告によって違いはありますが、当クリニックでの臨床例を加味して考えると、だいたい次ページ表のようになるのではないかと考えています。

ApoEタイプとアルツハイマー病リスク

ApoE タイプ	発症確率	平均 発症年齢	脳波所見からみた発症兆候	進行速度	発現する 症状	P300 脳波による発症兆候	MRI 画像による発症兆候
3／3	×1	75 歳	60 歳	遅い	物忘れ	55 歳	65 歳
3／4 4/X タイプ	× 7.5 (× 5)	65 歳	50 歳	速い	精神・感情・行動 怒りやすいなど	45 歳	55 歳
4／4	× 15 (× 10)	55 歳	40 歳	とても速い	徘徊など警察保護事案	35 歳	45 歳
ダウン症 *APP3 本 × 1.5	ほぼ 100%	40 歳	20 歳	とても速い	-	-	-

①ＡｐｏＥ4を2本持っている人（ＡｐｏＥ4保有の両親から生まれると4／4タイプになる可能性がある）…40～50代で発症

②ＡｐｏＥ4を1本持っている人（ＡｐｏＥ4保有の親が一人の場合は、4／Xタイプになる）…50～60代で発症

③ＡｐｏＥ4を持っていない人（ＡｐｏＥ4を保有していない両親から生まれると3／3タイプ）…60～70代で発症

*APP：アミロイド前駆体タンパク質（Amyloid precursor protein）

ＡｐｏＥ３／３型の人の場合、平均75歳で発症が見られ、物忘れで初診するというところが65歳ぐらいになります。

これに対してＡｐｏＥ４を2本持っている４／４型の人は、発症年齢がかなり早くなります。この場合、若年性アルツハイマー病と言われる55歳ごろから発症します。

ただし必ずしも、４／４型でも発症しない人もいます。逆に、50歳代の３／３型の方でもアミロイドβスキャンで全頭にアミロイドβがかかっている場合もあります。

これは確率論の問題であって、すべてのケースが、右の表のとおりになるということではありません。

当クリニックでは機能性脳波検査を実施していますが、Ｐ３００という脳波を見ます。この機能性脳波検査では、まだアルツハイマー病の症状が出ていない時でも、静かに少しずつ症状が進行していることがわかるのです。

70歳代でアルツハイマー病を発症したＡｐｏＥ４／４型の方は、たいてい患者さん本人の息子さんや娘さんなど、ご家族の方が連れて受診されます。

ご家族である息子さんや娘さんは、50代の方が多いのですが、ご自身に症状が出ていなくても「あなたも調べたほうがいいですよ」と検査を勧めています。

アルツハイマー病を発症されたお父さんやお母さんがＡｐｏＥタイプ４／４型の場合、連れて来られた息子さんや娘さんは１００％、４型の遺伝子を持っていると考えられるからです。さらに、お孫さんにも４型が行っている可能性があります。

３／４タイプの場合、動機づけは若干薄くなるのですが、４／４タイプの方の場合は、発病されたご本人の息子さんや娘さんと、お孫さんがいる時はみんな調べるようにしています。その際、同時に脳波を撮ってみて、こういうことがわかってきたのです。

ダウン症候群（Down syndrome：報告者ジョン・ラングドン・ダウン医師の名前により命名）の方の場合は、40歳代で若年性アルツハイマー病を発症するリスクがきわめて高くなります。ダウン症候群は染色体の突然変異によって起こる先天性疾患ですが、体細胞の21番目の染色体が１本多くなっていることから「21トリソミー」とも呼ばれます。

ＡＰＰ（Amyloid precursor protein：アミロイド前駆体タンパク質）の遺伝子は、この21番目にあり、ダウン症候群の人は、通常2本のところが3本ということで、アルツハイマー病のリスク値は×1.5倍になるのです。

そうすると、うまくリスク管理してあげられないと、アルツハイマー病になる可能性が限りなく１００％に近づくことになってしまいます。

ダウン症候群の人はＡＰＰを三つ持っているため、アルツハイマー病の発症については、20歳ぐらいからと見ています。というのも、発症年齢がだいたい40歳ぐらいから出てくるので、その20年前ということになるからです。

これを整理すると、30ページのようなパネルになってくると考えています。

少なくとも4型の人に対しては考え方を変えたほうがよく、小学校や中学校の時に感染を起こしたりしたら、そのたびにアルツハイマー病を作っているとも言えるわけです。

遺伝子要因に環境因子が加わると、早期発症リスクが高くなる

先天的なリスク因子を持つＡｐｏＥ４型の人は、それに環境因子が加わると、さらに発症リスクが高くなります。

メキシコ・ヴァレ大学のリリアン・カルデロン・ガルシアデュエナス博士は、メキシコシティーが世界でも有数のＰＭ2.5汚染地区である点に注目し、ＰＭ2.5の暴露《ばくろ》とアルツハイマー病に関連性があることを明らかにしました。

研究チームは２００４年から２００８年までの４年間に突然死（解剖した時点で明らかな病気が肉眼的に確認されなかった症例）した２０３人の検視解剖症例を対象に、ＰＭ2.5の生涯暴露量とアルツハイマー病の病理、ＡｐｏＥ遺伝子の型、自殺率との関連性を検討します。

その結果、30～40歳の検視症例の実に24・８％にアルツハイマー病の特徴である、神経原繊維の変化を認めたのです。

さらに、この神経病理所見の発現率は、ＰＭ2.5の生涯暴露量や年齢、ＡｐｏＥ遺伝子型と有意に関連していたのです。

ＡｐｏＥ遺伝子が４型の人は３型の人よりアルツハイマー病の病理所見が23・６倍も高

い頻度で検出され、自殺率は4・92倍も高いことがわかりました。

これまで一般的に若年層の自殺については、うつ病との関連性が報告されてきましたが、汚染地区に居住している人は、アルツハイマー病が30代から進行していることや、自殺に関連している可能性が指摘されたのです。

メキシコシティーはＰＭ2.5の汚染が有名なところでもあるのですが、大気中に浮遊するＰＭ2.5は、粒子径が2.5㎛（１００万分の１ミリ）以下と細かいため、肺胞の中に入り込み、呼吸器系疾患や循環器疾患との関連性も報告されています。

ＰＭ2.5以外にも硫酸イオン、有機炭素、硝酸イオン、元素状炭素などのほか、重金属も含まれていて、アルツハイマー病との関連性を指摘する論文も複数報告されています。

これまで、30代で亡くなったＡｐｏＥ４型の人の脳を、しっかり染めて検証した論文は一つもありませんでした。

そんな中で、この報告が素晴らしかったのは、突然死した人の遺伝子タイプを調べて、脳細胞を染めて調べたことです。そして驚くべきことに、30代で突然死した剖検の実に24・8％にアルツハイマー病の病理変化を認めたのです。

ここから導き出されることは、アルツハイマー病は、ただ「遺伝子による先天性の疾患」ということだけではなく、環境因子が加わると、さらに早期から発症する可能性があるということなのです。

この論文によれば、ＡｐｏＥが４型の人は自殺率が約５倍という結果になっています。例えば、若い人が突如自殺した時には、「うつ病が隠れていたんじゃないか」と言われたりするのですが、この論文によれば、うつではなく、アルツハイマー病の初期症状としての自殺ということも否定できないと思います。

もしそうだとすると、「どう防げばよいか」ということが知りたくなるわけですが、こういう環境に自分を置かないようにするしかない。自分のＡｐｏＥ遺伝子が４型だったら、こういうところに住まないほうがいいという話です。

当クリニックでも鉛中毒を調べていて、鉛の値が高い人います。昭和の時代、水道管に鉛を使っていたという話です。この場合、樹脂に替えるか引っ越せばいい。

また、水銀値が高い人で歯にアマルガムがあるようなら外してくださいと言ってます。

つまり、まずはＡｐｏＥ４を持っているかどうかの遺伝子検査をして、なおかつ、環境因子を排除していくことが、大きな予防対策になるということです。

ＡｐｏＥ４を持つ人が日本人の約10％ということは、10人に１人の割合とすると、国内に１０００万人以上いるわけです。全く他人事ではありません。

治療メリットがない時代には「生命保険会社に利用されるだけで、差別になったり、結婚する時の障害になるので、調べないほうがいい」という考え方がスタンフォード大学倫理委員会の結論でしたが、今は治療できるようになったので、ガラッと変わりました。

逆に「検査でＡｐｏＥ４型遺伝子の有無を知らないと予防や治療の機会を逃す」というロジックに変わってきたのです。

ＡｐｏＥ４の性格と特性

　ＡｐｏＥ３／４と３／４型同士のご夫婦の場合、一定の割合で４／４型の子どもが生まれてきます。当クリニックの外来にも４／４型の方はいらっしゃいますが、みなさん非常に学歴が高く、理詰めなタイプの方が多いようです。

　印象としてＡｐｏＥ４は、ただリスク因子というだけでなく、実は能力値の高い人に見られる遺伝子であって、社会的に成功を収めている方も多いと思われるのです。

　ＡｐｏＥ４型の人はアルツハイマー病のリスクを抱えるけれども、それ以前に社会的に成功して富を築いておられるケースも

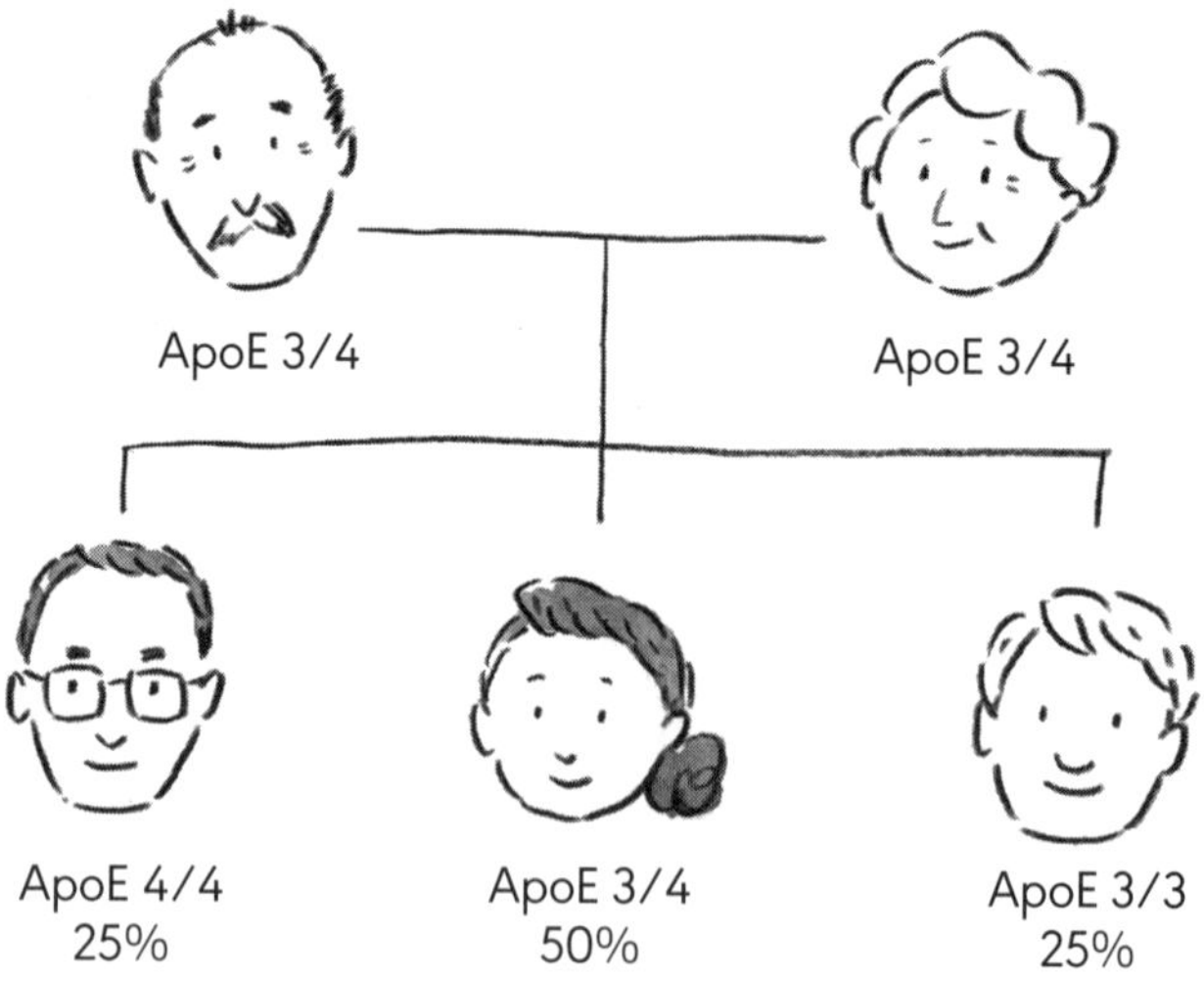

多いので、早くから予防に取り組むことで、人生をうまく渡りきることもできる。そう考えてみれば、リスクとリターンが釣り合っているという捉え方もできるのではないかと思います。

例えば、大学のサークルなどで3／4型同士が惹かれ合ってお付き合いが始まるのは、何となく特別な意味があるのではないかと考えています。気が合うというか、ロジックが合っているということでしょうか。

P300という脳波検査の反応を見ると、この4型を持っている人は、ピークが前側に来ます。アルツハイマー病変が進んでくると、だんだん後ろにずれてきます。

4／4型の人は総じてあらゆることに対して反応が速いのですが、時に後ろ側にピークが来るような回路を持っているタイプ人に対して、飲み会なんかの時でも、反応が遅くて待っていられないということが起きる。

4型の人は、3型の人に対してイライラするというか、波長が合わない。そうすると、日本人の中でも割合としてそこそこに多い3／4型と3／4型がお付き合いして、結婚すると4／4型が生まれてくるということが起きるのではないかと考えられるのです。

ApoE4を持っていてもリスク管理できれば発症は防げる

日本人の約10%にApoE4型がいて、高確率でアルツハイマー病を発症してきます。ApoE4を持っている人の子孫も4型を持っている確率が高いので、片方が3型であっても、遺伝子以外の環境リスクを若い頃から外していかないと、アルツハイマー病になる確率は、3型の人よりも高くなります。

ただし、遺伝リスクだけでは、おそらくこの病気は発症しない。アルツハイマー病の発症にはその他に、いくつかの理由があるからです。

当クリニックの外来に来られている方の中にも、ApoE4を持っているにもかかわらず、80歳を過ぎても比較的元気な人が何人かいらっしゃいます。

その方たちは環境要因だけではなく、ApoE4に対抗するような遺伝子も持っていると思われるのです。

例えば「抗炎症性」のような働きの遺伝子です。

「若年性認知症の第一要因は脳血管性認知症である」という報告があります。これは脳血管の中にプラークが溜まって、血流が悪くなり、神経や組織が死滅していくという考え方によるものです。

今までは教科書にも、「脳血管性認知症は動脈硬化が原因である」と書かれていたのですが、確かにそれはゼロではないものの、一つ一つの症例を見ていくと、実際は少し違うのです。

例えば、当クリニックにアルツハイマー病という診断で来て、脳波を撮ってみるとアルツハイマー病ではない人がたくさんいます。脳血管性の認知症です。

こういった方の場合、血管に何らかの障害があるということで「血管病理（Vascular Pathology）」と呼ばれます。

確かにこのうち原因の一つは動脈硬化であるわけですが、これが小さな脳梗塞を起こしている場合ならわかりやすい。動脈が何か所か閉塞しているためです。

しかし、細かい血管が動脈硬化のために、びまん性（広がりを持って現れる病変）に血流障害を起こすかというと、それは非常に疑問です。そういうものは非常に少ないからです。

血管性認知症の原因として、これまでは「動脈硬化」と言われていたわけですが、特に、男性で心筋梗塞を起こしていて、糖尿病があって…という場合は、典型的な例と言えます。

ところが、女性は動脈硬化にはあまりならないうえに、コレステロールも低いし、身体の部分の血管はキレイなのに、脳の血管だけがおかしくなるということは非常に考えづらいのです。糖尿病があれば、まず最初にこれを疑うのですが、糖尿病もない、コレステロールも低い、こういうケースがあるわけです。

そこで一生懸命に調べていくと、「血管炎症」というのが一つの大きな要因であるという場合があります。当クリニックにも、橋本病の方が何人かいて、血管炎を起こしている場合があります。

次に見られるのは、「アミロイドアンギオパチー」というケースです。これは、アミロイドβが血管に溜まる病気で、特に4／4型の場合は、こういうタイプになって出てくることもあります。アミロイドβが血管に溜まることによって起きるもので最も多いのが「動脈炎」です。

あとは、リーキーガット症候群で、血管炎を起こしている例です。あるいは全身性エリテマトーデス（SLE）かもしれないという方もいます。

ＡｐｏＥ4を持つ人のリスク管理は水銀のデトックスから

家族にアルツハイマー病の方が出て、血液検査でＡｐｏＥ４を持っていることがわかった場合、その子に当たる人が、まだ発病はしていないものの、ＡｐｏＥ４を持っている場合は、30代から有害金属の解毒などの予防に取り組むことが必要だと思います。

当クリニックではオリゴスキャンで水銀値を測っています。（↓１５２ページ）やはり鉛や水銀など有毒金属の数値が高かったら、ＡｐｏＥ３型でもリスクがあるからです。

特にＡｐｏＥ４を持っていて水銀の値が高い時は、かなりのリスクを抱えていることになります。

水銀の値が高い場合は大きく二つの原因があります。一つはアマルガムという歯科金属がある場合。もう一つはマグロなどの大型魚を頻繁に食べる習慣があることです。患者さんの例で言うと、この二つが原因として非常に大きいです。

外来で診ている中では、ＡｐｏＥ３か４かも重要ですが、まず最初に水銀が高いか低いかということが重要で、同じぐらいのウェートを置いています。特に4型で水銀の値が高い場合は、かなり厳しくデトックス（解毒）をしていきます。

ただ、ＡｐｏＥ３／３型で、水銀も非常に低いにも関わらず、50代でアミロイドβが溜まっているという例もあります。

この方の場合、検査結果は本当に完璧で、リスクもなく、何も悪いところがない。けれどもアミロイドβが溜まってしまっています。まだノーマークのリスク要因があるのだと考えられます。

さらにリスクとして考えられるのは、炎症を引き起こす「グルテン」（↓76ページ）です。血液検査でアレルギー抗体を調べて、プラスが出ているとグルテンフリー食にします。

糖尿病も大きな要因です。あとは、男性も女性も更年期症候群でホルモン値が低い場合。こういったケースが多いです。

まず、重要になるのは生活習慣です。遺伝子のリスクがあるのなら、その他のリスクを若いうちからなんとかしようということで予防にも力が入ります。

コラム　遺伝子のリスク回避をどう考えるか

アンジーの選択

アメリカの人気女優、アンジェリーナ・ジョリーさんが、米紙ニューヨーク・タイムズへの寄稿「私の医学的な選択（My Medical Choice）」で、ＢＲＣＡ１というがん抑制遺伝子に変異が見つかり、乳がんの発症予防のため両乳房の全摘・再建手術を受けていたことを告白して話題を呼びました。

ＢＲＣＡ１は第17番染色体長腕に存在し、ゲノムの安定性を制御する機能があります。これは精巣、胸腺、乳腺、卵巣で発現するがん抑制遺伝子で、ＢＲＣＡ１遺伝子に変異があると、高い確率で家族性乳がんを発症することが知られています。

ジョリーさんの家系はこの遺伝子変異を持った家系だったのです。

実際、ジョリーさんの母親も10年の乳がん闘病生活を経て56歳の若さで他界しました。乳がんで家族性を認める症例は全体に約10％、そのうちの約45％にＢＲＣＡ１遺伝子に変異が認められると報告されています。

ジョリーさんは、生涯に乳がんになる危険性は87％、卵巣がんになる危険性は50％と医師に診断され、予防的乳腺切除術を決意します。主治医であるクリスティ・ファンク医師は「手術が必ずしもすべての人にとって正しい選択であるとは限らない。大切なのは、オプションがあることに気づくこと」とコメントしています。

主なオプションには、生活習慣改善による予防、定期的な乳がん検診、タモキシフェンなどの薬による予防的薬物療法があります。

仮に遺伝子変異が認められたとしても、定期的に運動をして、日光浴によってビタミンDを合成し、食事ではブロッコリーなどのアブラナ科の食材を積極的に取り入れることにより乳がんの発症リスクを下げることができます。予防的両側乳房切除術は、あくまでも最後のオプションであることを忘れてはなりません。

ＡｐｏＥ４も同じようなリスクの遺伝子です。しかし、ＡｐｏＥ４を持っていても、発症しない人もいます。確率論から言うとアルツハイマー病を発症する確率は高いですが、そうならないようにするための対策を講じることが大切になってきます。

薬に期待するのではなく、「病気になる前に、いかに何をするか」というのが、認知症に対する対応として一番いいことだと思います。

ＡｐｏＥ4遺伝子以外のリスク

ここからはＡｐｏＥ４遺伝子以外のアルツハイマー病発症リスクである「2．慢性疾患」「3．生活習慣」「4．環境」について考えていきます。

アメリカ・フロリダアトランティック大学のジェームズ・ガルビン教授は、アルツハイマー病の予防効果に関する科学的証拠が記載された既存の論文を包括的に調べた結果、「アルツハイマー病のリスク因子を減らすことにより、約30％の発症を予防できるだろう」と結論しています。

ガルビン教授が着目した発症リスクとは、「糖尿病」「肥満」「高血圧」「睡眠時呼吸障害」「飲酒と喫煙」「高コレステロール血症」「虚血性心疾患」「うつ病」「ストレス」「外傷性脳障害」「身体活動の少ない生活スタイル」「脳への刺激の少ない生活や不健康な食生活」などです。

各個人によってそれぞれの発症リスクの寄与率が異なることから、予防戦略が個別化されることの重要性をガルビン教授は指摘しています。

さらに、私は次のリスク要因についても入れておきたいと思います。

「高コレステロール血症治療薬（スタチンのリスク）」「橋本病」「消化性潰瘍・逆流性食道炎治療薬（プロトンポンプ阻害薬のリスク）」「リーキーガット症候群」「睡眠不足（徹夜）」「環境要因による慢性感染や毒物暴露《ばくろ》」などです。

リスク要因というのは、個人の体質や生活習慣、環境によってそれぞれ異なります。例えば、運動しない人は日常生活の活動性を上げるようにする。タバコを吸う人は禁煙する。不健康な食生活の人はファストフードや加工食品を減らすように生活習慣を改善することが大事です。

また、脳への刺激の少ない人に対しては、生活の中でコンピューターを使ったり、芸術品や工芸品を作製したり、グループ討論に参加したり、音楽鑑賞などの趣味を持ったりするように勧めます。

このように、アルツハイマー病の予防を考える場合、まず、「自分にはどういうリスクがあるか」を正しく把握するところから始めるというように「個別化された予防戦略」が有効になります。

アルツハイマー病は多様な原因によって発症します。

つまり、「一つの原因によって発症する一つの病気」というような「点」をイメージした因果関係ではなく、多様な原因からなる「面」をイメージした因果関係という理解で予防戦略を考える必要があるのです。

多様な原因について知り、自分のリスクに合わせて改善できることを一つずつ実行して、取り組んでいくことが求められます。

次の項目から、最新の研究に基づいた、遺伝子以外のリスク要因について、一つずつ理解していきましょう。

2. 慢性疾患によるリスクを知る（外傷性ダメージを含む）

糖尿病・肥満症

糖尿病は認知症の発症リスクを約2倍にします。

認知症の代表的疾患であるアルツハイマー病の人は、傷ついた神経細胞がブドウ糖（グルコース）を利用できなくなっていることから、アルツハイマー病は「3型糖尿病（脳の糖尿病）」とも呼ばれています。

これまで、糖尿病や肥満症が認知症の発症とどう関わるかは、よく理解されていませんでしたが、アメリカ・イェール大学医学部内分泌科のジャニス・ウォン博士の研究グループは、糖尿病や肥満症の患者が満腹を感じにくく、食べ過ぎてしまう傾向にあることに着眼します。

健常者9人、肥満症患者10人、コントロール不良の2型糖尿病患者6人を対象にして、糖負荷の前後の脳内グルコース濃度を、磁気共鳴スペクトロスコピー装置で測定し、満腹感との相関性を検討しました。

その結果、脳内グルコース濃度の上昇率について肥満症患者は健常人に比べると28％、糖尿病患者は52％も減少していました。これはグルコースの脳での取り込みが抑制されることを意味します。したがって、「脳のグルコース濃度の上昇率が低いほど、満腹感を感じにくい傾向」が確認されたのです。

脳のグルコース上昇率の低下は、血中の遊離脂肪酸値（糖尿病などで上昇）が高いことと密接に関連していますが、実際にコントロール不良の2型糖尿病患者群では、糖負荷後の遊離脂肪酸の平均濃度が健常人群の約85倍にも上昇していたのです。

血中の遊離脂肪酸と脳のグルコースの取り込みのしくみを理解するには、さらなる研究が必要ですが、糖尿病をうまくコントロールして遊離脂肪酸値を下げることによって、食後の満腹感を感じやすくする可能性をウォン博士は指摘しています。

糖尿病薬のアルツハイマー病に対する効果

では、糖尿病を制御できれば、アルツハイマー病を合併した糖尿病患者の認知機能を改善させられるのでしょうか。

イギリス・ランカスター大学のクリスチャン・ホルシャー博士は「インクレチン」というホルモンに着目します。

インクレチンはインスリンの作用を増強させる消化管ホルモンの総称で、その作用を高める経口薬や注射製剤は、現在、糖尿病患者にも広く使われています。

研究チームは、こうしたインクレチン製剤の中の一つが、インスリンを分泌している膵《すい》臓のβ細胞のみならず、脳の神経細胞にも作用する点に注目しました。

6か月齢のアルツハイマー病マウスに、インクレチン製剤を2か月間、毎日注射し続けた後、8か月齢でマウスの認知機能、アミロイドの沈着量、脳の炎症、神経栄養因子の分泌を検討しました。対照群のネズミには毎日、生理食塩水を注射します。

その結果、インクレチン製剤を注射されたマウスは、対照群に比べて明らかに空間記憶が保持されており、学習機能も改善していたのです。

解剖して脳を調べると、アルツハイマー病の病変である老人斑の数が減少し、脳の炎症が抑えられていました。さらに神経栄養因子が対照群に比べて2倍も分泌されていて、海馬での神経幹細胞の活発な神経再生が認められたのです。

この結果はマウスの実験結果ではありますが、現在、実際に臨床で使用されている薬に認知症の改善効果が認められたことから、ヒトでの臨床治療でも良好な結果が期待できるとホルシャー博士は力説しています。

ただし、糖尿病を合併していない認知症患者の認知機能を改善させる効果が、このインクレチン製剤にあるかということについては、今後の研究課題となります。

脳が「メタボ」になると、記憶障害が起きる

脳がメタボ状態に置かれると、その機能がどうなるのかは、これまではあまりよく知られていませんでした。

内臓脂肪がおなかに蓄積された場合、脂肪細胞が炎症にかかり、インスリンの効きが悪くなる「インスリン抵抗性」状態に陥ります。このインスリン抵抗性が、さらにやっかいな認知症を引き起こす可能性が指摘されたのです。

アメリカ・ペンシルベニア大学医学部のスティーブン・アーノルド教授（精神医学・神経学）は、糖尿病を合併していないアルツハイマー病患者の解剖脳を使い、神経細胞におけるインスリン抵抗性を調べました。

アルツハイマー病で特徴的に観察される脳のシミである老人斑は、記憶を司る海馬に出

現します。その結果、海馬の神経細胞が死滅して記憶障害を起こすことが知られています。アーノルド教授の研究チームによると、糖尿病を合併していないアルツハイマー病患者の脳では、海馬でインスリンの効きが悪くなっていることが明らかになります。

さらに軽度認知機能障害の患者の脳を調べると、記憶障害の重症度はインスリン抵抗性に関連しており、脳でインスリンの効きが悪いほど記憶障害が強かったのです。

これらのアルツハイマー病や軽度認知機能障害の患者は、糖尿病を発症していないのに、脳の中が糖尿病を発症しているような病態であることが判明しました。

これまで糖尿病は、インスリンが全く分泌できない「1型」、インスリンの効きが悪くなる「2型」に分類されてきましたが、アルツハイマー病は「3型糖尿病」とも呼ぶべきものであるとの科学的証拠が得られたとアーノルド教授は考察しています。

インスリンと脳の関係

インスリンは血糖を調節しているホルモンで、筋肉や脂肪、肝臓でグルコース（ブドウ糖）の取り込みに関与していますが、その働きが悪くなったり、膵臓《すいぞう》での分泌が障害されると血糖が上昇し、糖尿病を発症します。

メタボリック症候群ではインスリンの働きが悪くなると動脈硬化が進むことが知られています。

インスリンの働きが悪くなる病態は「インスリン抵抗性」と呼ばれています。前述のとおり、最近では、アルツハイマー病を発症すると脳の神経細胞がグルコースを取り込むことができないという病態が報告され、3型糖尿病と言われることもあります。

イスラエル・テルアビブ大学公衆衛生学のミリ・ラットスキイ博士らの研究チームは、糖尿病を発症しなくても、インスリンの働きが悪くなると認知機能が低下することを明らかにしました。

心臓病の既往のある成人男女489人を対象にインスリン抵抗性と記憶、実行機能、視覚による空間処理、注意力などの認知機能との関連性を検討しました。

その結果、糖尿病を発症していても発症していなくても、インスリンの働きが悪い人は記憶力や「実行機能」などの認知機能が低下していることがわかったのです。

対象者の中から脳卒中や認知症を発症した人を除外しても、インスリン抵抗性と認知機能の関連性が確認されました。

実行機能というのは、複雑な課題を遂行する際、課題ルールを維持したり、切り替えたり、情報の更新などを行うことで思考や行動を制御する認知システムのことです。例えば、料理をしようと思ったら献立を考え、材料を調え、足りなければ買い足したり他のもので代用したりすること。調理の段取りを順序立てて考え、確実に実行してメニューを完成させるなどの一連の機能などが該当します。

この実行機能は、人間のあらゆる目標志向的な行動を支えているもので、脳の前頭前野が重要な役割を果たしているとされます。

肥満や運動不足などの生活習慣がインスリン抵抗性の原因の一つとされるので、高齢期には記憶力や実行機能などの認知機能を保つためにも、定期的な運動をして適切な体重を保つことを心がけたいですね。

高血圧

2016年の厚生労働省調査によると、全国で1010万人が高血圧性疾患を有し、男女別では男性が44%、女性が56%を占めているとされています。

高血圧を治療せず放置すると、血管が傷ついて動脈硬化が進み、脳梗塞や腎不全などを引き起こします。一方で、認知機能にも影響を及ぼすことが知られていて、認知症の発症リスクの一つと考えられています。

イタリア・IRCCS研究所のジュセッペ・レムボ博士は、高血圧が続くと脳の「白質」と呼ばれる領域に形態学的な変化が起き、実行機能などの認知機能を低下させることを明らかにしました。

白質は神経細胞の細胞体に乏しく、主に神経線維が集積、走行している領域で、動脈硬化病変が進むと、MRIで異常信号として検出されることが知られている部分です。

研究チームは、いずれも認知症ではない高血圧症の患者23人と、正常な血圧の対照群19人の中高齢男女を対象に、心臓エコー検査、脳のMRI検査、認知機能の検査を行い、高血圧と脳の構造上変化や認知機能との関連を調べました。

その結果、高血圧の患者は、心臓の左心室壁が肥大し、脳の白質に異常構造が認められたのです。

レムボ博士は脳の白質というのは高血圧の影響を受けやすい部位で、実行機能などの前頭葉機能に関与していると考えます。

中年期から高齢期にかけての高血圧は、塩分を減らしたり、定期的な運動を心がけたり、ストレスを減らすことで改善する場合が多く、認知機能を維持するためにも、血圧が高めの人は生活習慣の見直しが必要になると思います。

ただし、高齢者の高血圧に関しては、治療による「血圧の下げすぎ」についても注意が必要です。

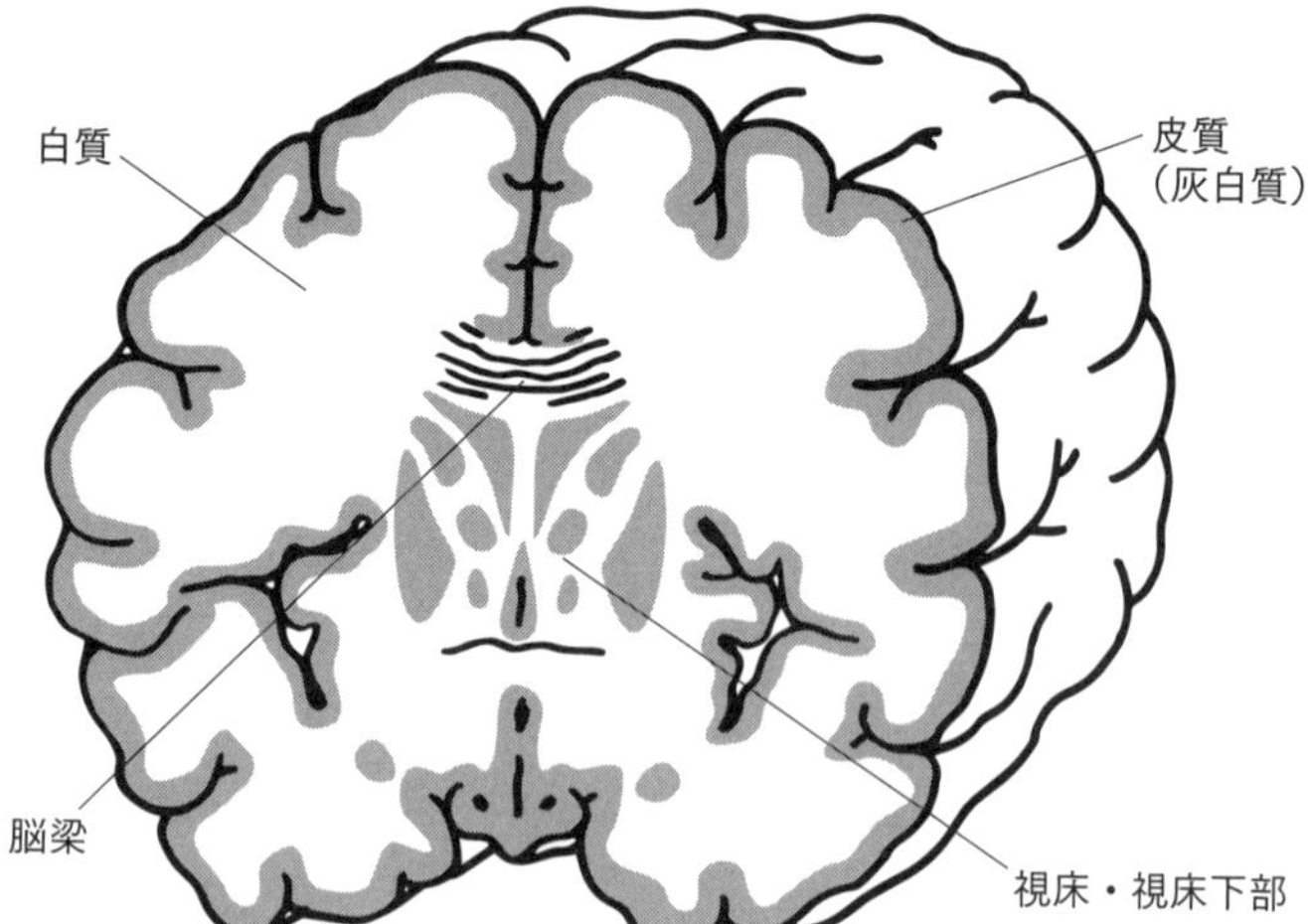

脳血管性認知症のリスク要因として、多発性脳梗塞や血圧低下に伴う、脳の末梢循環不全による認知機能低下があります。

アメリカの心臓病学会では、2017年の高血圧治療ガイドラインに「ステージ1（S1）高血圧カテゴリ」として最高血圧130～139（mm/hg）を新たに設定しました。

これに対してドイツ研究センターヘルムホルツ協会・疫学研究所のカールハインツ・ラドビッヒ博士らの研究チームは、1万1603人の中年期ドイツ人男女を対象として、喫煙、肥満などの生活習慣、血圧、抑うつ状態の有無、心臓病の発症などを10年にわたって追跡調査しました。

その結果、「ステージ2（S2）」の最高血圧140（mm/hg）・最低血圧90（mm/hg）以上のグループでは、正常血圧群（最高血圧120（mm/hg）・最低血圧80（mm/hg）未満）に対して61％上昇するものの、「ステージ1」の高血圧群に対して、心臓血管疾患による死亡率の上昇は有意に認められなかったとしています。

さらに、抑うつ状態の頻度を調べたところ、高血圧群のうち、降圧薬治療を受けていない高血圧群の33％が抑うつ状態だったのに対して、降圧薬治療を受けたグループは47％に上ることがわかりました。

この結果から、ラドビッヒ博士はアメリカの基準をヨーロッパに適用して高血圧治療をすると、抑うつ状態が増加するだろうと警鐘しています。

血圧の高い高齢者については、ＭＲＩで脳梗塞や末梢循環不全による病変の有無をチェックして、認知機能が低下しないような降圧治療計画を立てる必要があります。

血圧を下げることに注力するあまり、認知機能低下を招いてしまっては本末転倒です。

高コレステロール血症（スタチンのリスク）

当クリニックに来られる多くの患者さんの場合、よくあるケースとして高コレステロール治療薬の「スタチン」を飲んでいるとか、潰瘍性消化器疾患で胃酸を抑える「プロトンポンプ阻害薬」が出ている場合が多いです。

スタチンやプロトンポンプ阻害薬を飲んでいる人が全員、アルツハイマー病になるわけではありませんが、当クリニックに来られる方の場合、たいてい飲んでいます。

主治医に相談して、「スタチンを出さないようにしてください」と言えればいいのですが、スタチンの場合は非常に厄介で、代わりになる薬がないのです。

しかし原点に戻って、「本当にコレステロールを下げる必要があるのか」というところに今、来ていると思います。つまり、「アルツハイマー病のリスクを冒してまで、コレステロールを下げる必要があるか」というと、それは疑問です。

現在、日本では「悪玉」と言われるＬＤＬコレステロールに対して、すごく厳しい管理がされていて、１４０(mg/dl)だったらもうスタチンが出されています。しかし、明らかに脳にとってはコレステロールが必要なのです。

そのため、「スタチンをやめたい」と相談して「ダメです」と言われたら、スタチンは不要で、よくないということを理解をしているお医者さんに診てもらうしかないのです。

デイビッド・パールマター博士は[*3]『「いつものパン」があなたを殺す』という本でスタチンによる「記憶機能障害」のリスクについてふれていますが、2012年1月アメリカの医師会が実施して『アーカイブス・オブ・インターナショナル・メディシン』に発表した研究を紹介しています。スタチン系薬剤を服用している女性の間では、アルツハイマー病の要因である「2型糖尿病」を引き起こすリスクが48%も高いことを指摘しています。

しかしこの薬は、製薬会社と内科のお医者さんの両方に潤いをもたらしているので、これを否定することは、製薬会社とお医者さんの双方にダメージを与えるでしょう。

ただ、ある意味「アルツハイマー病を作っている」とも言えるわけです。アルツハイマー病になると、介護で負担がかかるし、医療費に関しても経済的負荷は大きい。これは最も悩ましい問題だと思います。

当クリニックでは、どうしても必要となる方には「フィトステロール」を出しています。これは、植物性のステロールで、動物性コレステロールの消化管からの吸収を妨げるという薬です。スタチンのような合成阻害ではなく、競争阻害で自然成分のものです。

心臓病（冠状動脈性心疾患などを含む）

「皮肉屋」の性格は、心臓病や高血圧だけでなく、認知症のリスクも高める

これまでの研究で、皮肉屋の傾向のある人は心臓病や高血圧の発症リスクがあることが知られていました。

人生を前向きに生きている人は長寿であることも知られていましたが、最近、皮肉屋の傾向がある人は認知症になりやすいという研究成果が報告され、話題になりました。

フィンランド・イーストフィンランド大学のエリーサ・ニューポーネン博士（神経学）らの研究チームは、東フィンランドに住む65〜79歳（平均年齢71・3歳）の高齢者男女2293人を対象に、認知症の検査と皮肉屋の傾向があるかどうかを評価するアンケートを実施しました。アンケートでは、

「人は誰でも、他人を出し抜くためにウソをつくと思う」
「誰も信用しないのが最も安全だ」
「人は誰でも何かを失うくらいなら、多少卑怯な手を使っても利益をつかもうとする」

などの質問に、どの程度同意できるかを評価します。

同意の程度をスコア化し、「皮肉屋の傾向がない群」「中等度の群」「皮肉屋の傾向が強い群」の3群に分類しました。

平均8.4年の追跡調査期間中に、2度の認知機能の検査を受けた622人のうち、36人が新たに認知症と診断されたのです。

認知症に影響を与える血圧、コレステロール、喫煙など、他の危険因子を考慮した後の解析でも、皮肉屋の傾向がある高齢者は、その傾向がない高齢者に比べて約3倍も認知症を発症しやすいことがわかりました。

性格は行動に大きな影響を及ぼすため、高血圧や心臓病などの生活習慣病の発症に影響を与えることはこれまでも報告されてきましたが、今回の報告で認知症の発症にも関連していることがわかったのです。

生まれながらの性格は変えられませんが、日常生活における行動は、考え方を改めることによって変えられます。

認知症になりたくなければ、皮肉的な考え方より「ポジティブ」な考え方に変換したら人生も明るくなるのではないでしょうか。

うつ（抗コリン薬と認知症のリスク）

イギリス・イースト・アングリア大学健康科学部のキャスリン・リチャードソン博士は、中・高齢期に抗うつ薬として投与されている「抗コリン薬」が認知症の発症リスクを増加させる可能性を示しています。

研究チームは2006年から2015年までの9年間に、イギリスで認知症と診断された4万770例と、認知機能が正常だった対照群28万3933例を対象に、使用された抗コリン薬、投与歴、使用目的と認知症の発症リスクとの関連性を検討しました。

抗コリン薬使用量の指標としては、「ACBスコア」を使用しています。これは「抗コリン負担（Anticholinergic Cognitive Burden）」という指標のことで、抗コリン作用のある可能性のある薬剤をACB＝1点、抗コリン作用が明らかな薬剤をそれぞれの程度によってACB＝2点、3点として分類します。

その結果、抗コリン薬の中でもリスク区分が最も高い「ACBスコア3」群の抗コリン薬を使用した症例は、抗コリン薬を使用しなかった症例と比較して、認知症の発症リスクが11％高いことがわかりました。

使用目的別の認知症発症リスクを整理すると、ＡＣＢスコア３群の抗コリン薬を、抗うつ薬として使用した場合は認知症発症リスクが11％、パーキンソン病治療薬として使用した場合は29％、過活動膀胱《ぼうこう》の治療薬として使用した場合は18％も上昇していることがわかったのです。

これに対して、胃痛や腹痛などの消化器疾患、あるいは肺気腫などの呼吸器疾患などに使用した場合は、ＡＣＢスコア３群の抗コリン薬を使用しても、認知症の発症リスクは増えていませんでした。

この研究で注目すべき点は、薬剤使用歴が15～20年前であっても、認知症の発症リスクに関与することが明らかになったことです。

認知機能低下の15年以上前の薬剤投与が認知症の発症に関与することから、本研究は認知症の原因そのもの、あるいは発症に関与する要因を回避することにつながるだろうと、リチャードソン博士は考察しています。

抗コリン薬は日本でも幅広く使われている薬なので、今後は将来の認知症の発症リスクを視野に入れて慎重に処方する必要があると思います。

外傷性脳障害（脳血管に既往歴を持つ人のリスク）

今、当クリニックの外来に来られているアルツハイマー病の患者さんで、20年前に「くも膜下出血」の既往歴を持つ方がいます。その方の脳波を見ると、どう考えても脳血管性の炎症が原因だと考えられるのです。

くも膜下出血のダメージが20年経ってアルツハイマー病の症状が出てきたのか、もともと脳に動脈瘤があり、他の血管にも何らかの障害があってそうなったのかは特定できないのですが、過去にくも膜下出血をやったことのある人は、将来的にアルツハイマー病のリスクがあると考えておいたほうがよさそうです。

これは脳出血や脳梗塞などの既往歴を持つ人にも言えることですが、脳血管に何らかの問題があった人は、リスク因子として考えておいたほうがいいと思います。

別の例になりますが、「若年性のアルツハイマー病かな」と思って遺伝子を調べたら、ApoE3／3型だった方がいます。

脳波を撮ってみるとアルツハイマー病ではなく、脳神経のうち興奮を抑えるGABAニューロンにダメージを受けていて、双極性障害が悪くなったようなケースです。

この方の場合は、当初、脳波に左右差があるので外傷を疑いました。尋ねてみると、この患者さんは若い時に剣道をやっていたことがわかりました。

これはまだ確証できないのですが、アルツハイマー病に関して、何らかの外傷性の原因を疑っています。剣道以外に頭部外傷の原因があったかもしれないので、はっきりと断定はできません。この方の場合、脳梗塞や脳出血の既往歴はありません。ただし脳波には明らかな左右差があって、双極性障害とも違うのです。

過去に受けたスポーツ性の外傷が10年以上経ってからアルツハイマー病のリスクになることについては、今後の研究課題ということになりますが、剣道に限らず、脳震盪《のうしんとう》を繰り返すような激しいダメージを受けるスポーツ、例えばボクシングやラグビー、アメリカンフットボールなどは、脳梗塞や脳出血と同様、何らかのリスク要因になり得る可能性を孕《はら》んでいると思います。

アルツハイマー病に関して言えば、まだ発見されていない原因が次々出てくるのです。生活習慣については外傷も関係してくるので、考えなければならない範囲がどんどん増えているというのが現状です。

橋本病（慢性甲状腺炎）

今、当クリニックの外来で診察している患者さんにも橋本病の人がいますが、橋本病はアルツハイマー病のリスクの一つと考えています。

日本人女性には橋本病の方が結構いるのではないかと思っています。

橋本病は甲状腺に慢性の炎症が起きている病気で、「慢性甲状腺炎」とも呼ばれます。

この慢性炎症がアルツハイマー病のリスクと考えられるわけです。

慢性炎症によって甲状腺組織が少しずつ壊され、甲状腺ホルモンが作られにくくなると甲状腺機能低下症が生じます。

甲状腺ホルモンは、脳、心臓、肝臓、腎臓など、全身の臓器に作用して代謝を司る働きをしますが、橋本病（慢性甲状腺炎）になって炎症が進行すると、甲状腺の働きが悪くなり、甲状腺ホルモンが少なくなって甲状腺機能低下症になります。

橋本病で、どのような症状が起きるかと言えば、甲状腺が腫れてきて、首の圧迫感や違和感が生じることがあります。

さらに甲状腺機能低下症になると、全身の代謝が低下することによる無気力感や疲れやすさ、全身のむくみ、体重の増加、便秘、嗄声《させい》（かすれ声）、女性では月経過多になることがあります。そのため、うつ病や認知症とまちがわれることもあります。血液検査では、コレステロール高値や肝機能異常を認めることがあります。

橋本病の原因は自己免疫の異常です。バセドウ病と同様に、なぜ自己免疫の異常が生じるか、異常がどのようなきっかけで起こるのかは、いまだに明らかになっていません。

自己免疫異常による炎症で甲状腺が腫れたり、甲状腺機能異常を起こすことがあります。自己免疫の病気というのは、細菌やウィルスなどから体を守るための免疫が、自分の臓器や細胞を攻撃してしまうことで起きる病気のことです。

橋本病は甲状腺の病気の中でも女性の割合が多く、男女比は約1対20～30程度で、年齢別では20歳代後半以降、特に30～40歳代が好発年齢です。

消化性潰瘍・逆流性食道炎（プロトンポンプ阻害薬と認知症のリスク）

胃潰瘍や十二指腸潰瘍などの消化性潰瘍、逆流性食道炎に用いられる「プロトンポンプ阻害薬（PPI：Proton pump inhibitor）」は、胃酸の分泌を抑制する薬ですが、長期服用で認知症のリスクが指摘されています。プロトンポンプ阻害薬は、H_2ブロッカーよりも強力な胃酸分泌抑制作用を持ち、作用が長時間持続するため広く処方されます。ただし、投与中は定期的に血液検査を行うことが望ましいとされている薬です。

ドイツ・神経変性疾患センターのウィリー・ゴーム博士らの研究によれば、プロトンポンプ阻害薬による認知症のリスクが、服用していない人に比べて約1・44倍高いという研究報告が、2016年2月の「JAMA Neurology（電子版）」に掲載されています。

この研究は、ドイツの公的健康保険データを用いた「前向きコホート研究」（研究を立案、開始してから新たに生じる事象について調査する研究）によるもので、2004〜2011年の入院・外来の診断記録とプロトンポンプ阻害薬の処方を抽出して分析したものです。

認知症を発症していない75歳以上の高齢者の7万3679人を対象に、プロトンポンプ阻害薬の服用と認知症について調べました。このうち、服用者2950人＝女性77・9%、平均年齢83・8歳で、非服用7万7229人＝女性73・6％、平均年齢83歳で、年齢・性別、持病などの影響を除いて分析した結果、服用している人が認知症になる危険性は、服用していない人の1・44倍と有意に高いことがわかりました。この結果から「プロトンポンプ阻害薬の服用を避けることで、認知症のリスクを下げる可能性がある」と指摘しています。

なお、これまでの研究で、プロトンポンプ阻害薬を服用するとビタミンB_{12}欠乏症を発症する割合が高まったり、マウスにおける研究で、プロトンポンプ阻害薬が脳血管関門を通じた脳のアミロイドβ沈着を増加させることが明らかになっていることから、認知症のリスクを有意に高めた原因ではないかと考察されています。

一方で、今回の研究はプロトンポンプ阻害薬と認知症の関係を生物学的に証明するものではなく、さらに除外できなかった他の要因が影響した可能性もあるとして、「高齢者におけるプロトンポンプ阻害薬と認知症の直接的な因果関係を確認するためには、ランダム化比較試験（対象者を無作為に決められた方法での予防・治療を実施＝「介入群」と、従来どおりまたは何もしない＝「対照群」に割り付け、その後の罹患率や死亡率などの健康現象を両群間で比較するもの）が必要」としている研究者もいます。

リーキーガット症候群

リーキーガット症候群は、「腸粘膜に穴が空いて、細菌、ウィルス、タンパク質などの物質が血中に漏れ出す状態」と定義されています。

人の腸管にはさまざまな防衛機能があります。まず、「腸内細菌叢（腸内フローラ）」によって病原性の高い菌を排除する機能。抗菌ペプチドや免疫を司る細胞による防護機能。さらに、物理的に腸管を形成する細胞間のつなぎ目（タイトジャンクション）をしっかり閉じて外界からの有害物質の侵入を防ぐ機能です。

このように、腸は多重の防御機能で守られているわけですが、さまざまな要因で、このバリアが崩れてしまうことがあります。

例えば、アレルギーを起こす食品、不規則な生活や精神的ストレス、非ステロイド性消炎鎮痛薬（NSAIDs《エヌセイズ》）、アスピリン、抗生物質などの薬剤によって、腸のバリア機能を損なうことがあるのです。

本来なら腸で排除されるさまざまな有害物質が体内に入り、それらの物質が血管を通って全身に運ばれ、炎症を起こすためにアルツハイマー病の発症リスクになるわけです。

この全身症状は、通常の炎症のように痛みや発赤・発熱を伴うものではなく、静かに、ゆっくりと身体にダメージを与えます。

特に血管炎などの血管障害、アレルギー、肥満、糖尿病、肝臓病、がんなどに代表される生活習慣病の発症や進行の原因になっていると考えられています。

当クリニックの外来でもリーキーガット症候群の方が相当数いらっしゃいます。

ＡｐｏＥ４型の人の場合は炎症を起こしやすいので、リーキーガット症候群を疑われる場合（→１７８ページ）は、食事に対する制限を厳しく管理していくことになります。

ただ、小麦由来のタンパク質である「グルテン」と乳製品由来のタンパク質である「カ

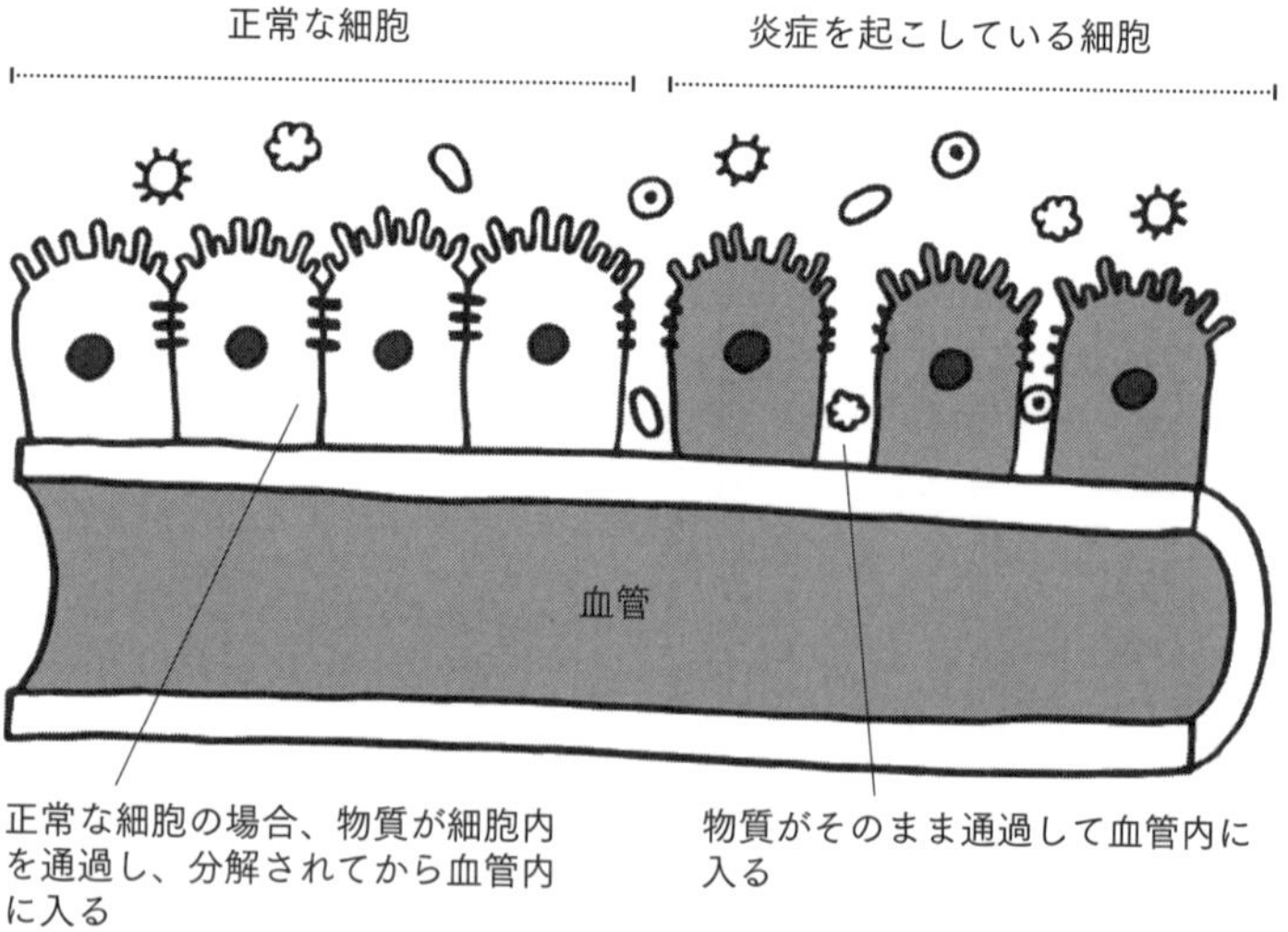

正常な細胞
炎症を起こしている細胞
血管
正常な細胞の場合、物質が細胞内を通過し、分解されてから血管内に入る
物質がそのまま通過して血管内に入る

ゼイン」でリーキーガットになっていることを説明できるのは、20%〜25%ぐらいで、後はリーキーガットをもたらしている要因について、よくわからないのです。

当クリニックで実施している遅延型食物アレルギー検査（↓176ページ）では、酵母の反応を検査する項目を二つ入れているのですが、パン酵母とビール酵母に対する抗体が出ている場合、一つのパターンが見られます。

例えば、ApoE3／4型の方の例ではグルテンに対する抗体が出て、卵と酵母に対する抗体も出ているケースがあります。

この方は96項目中27項目にアレルギー反応が出ていて、好きなもの全部にことごとく反応が出てしまっています。この方の場合もそうなのですが、患者さんの多くの方はビールを飲んでいないのにもかかわらず、パン酵母とビール酵母に非常に強い反応（3+）が出ている方も多いのです。

別の方の例では、ApoE3／3型なのですが、グルテン、カゼインに対する抗体はないものの、酵母に対する反応が非常に強く出ている（3+）ケースがあります。

これらの結果から、私はおそらく「イースト」によるアレルギーを起こしていると見ていて、予想以上にリーキーガットは多いという感覚を持っています。

これは、デイビッド・パールマター博士の『「いつものパン」があなたを殺す』[*3]『「腸の力」であなたは変わる』[*4]に記されているとおりです。

グルテン・カゼインの脅威

実は、グルテンがどのぐらい日本人にも悪さをしているのか、最近までよくわかりませんでした。当クリニックでアルツハイマー病の患者さんは100名以上来られているのですが、全員のグルテン抗体を調べています。そうすると、相当な高確率でグルテン抗体が出ていることがわかったのです。

ですから、グルテンの問題は対岸の火事ではない。日本でも大きな影響を及ぼしているということに関して確信を持ちつつあるというのが現状です。

グルテンの問題について言えば、事の発端は1960年代に古代小麦やスペクト小麦と言われるものを品種改良しようとしたアメリカ政府の動きからです。

品種改良を始めた小麦は、皮肉なことに、日本から持っていった小麦です。日本の小麦を出発点にして、1980年代に完成しました。

私も小麦を作っていますが160cmぐらいあります。みなさんも小麦と言うと、小学校の時、理科の時間に「160㎝ぐらいの高さになる」と習ったから、自分の食べている市販の強力粉は、その小麦を粉にしたものにしたものだろうと思っていたら大まちがいで、実は3分の1ぐらい、膝下ぐらいの高さしかないんです。

問題はその小麦のグルテン濃度が13％ぐらいあって、一つの植物の中で1種類のタンパク質が10％を超えることは異常です。通常の環境ではこれはあり得ない。ですから、実験上出てきたものだということがわかります。

おそらく、この品種改良をやった当時の大義というのは、「世界の食糧難に対して収穫量が落ちない小麦が必要だ」というものだったわけですが、この大義はまちがえていると思います。

例えば、アフリカの子供たちが飢えているのは食糧が足りないからではなく、あるべき食糧がそこに配達されていないことによる問題であって、生産量の問題ではない。毎日毎日たくさん残飯が出て捨てられていたり、収穫が多ければ値段を支えるために捨てている。それをなぜアフリカに持っていかないのかという話です。

政治の話はちょっと脇に置いて、小麦の品種改良は、医学的に二つの大きな悩ましい問題をもたらしました。

その一つは、グルテンが10%を超えたこと。もう一つは、「アミロペクチン」が非常に増えたこと。つまり、血糖値が非常に上がりやすくなったということです。

だからみなさんが、このような小麦で作ったメロンパンを食べると、血糖値が正常値は空腹時で110(mg/dl)のところ、簡単に250〜300(mg/dl)の間に入る。メロンパン1個で誰でも入るんです。

1980年以前には、握り拳ぐらいの塊を食べて血糖値が300(mg/dl)を超えるものは大福しかなかった。和のチャンピオンが大福なら製パンのチャンピオンはメロンパンです。

さらにこの小麦のグルテンというのは、非常に悩ましいタンパク質で、グルテンには強い依存性があるのです。

グルテンが胃で分解されるとアヘンに似た作用を持つ「エクソルフィン」という物質に変わります。それが脳の関門を簡単に突破して、脳内に入り込む。すると「おいしい!」「幸せ!」という恍惚感を生み、依存性を引き起こすのです。

このエクソルフィンが脳を直撃しているという話をしましょう。

これは、ウイリアム・デイビス博士の[*5]『小麦は食べるな!』や、デイビッド・パールマター博士が[*3]『「いつものパン」があなたを殺す』の中で指摘しています。

パンを食べて「おいしい！」「幸せ！」という快楽が脳に走るのは、血糖が上がったからではなく、エクソルフィンが脳まで行き、麻薬の鎮痛作用に関連する「μ受容体」《ミュー》（μ－オピオイドレセプター）と結合したからです。

実は牛乳のカゼインも同じです。みなさんが小学校の給食の時間に行くと何があるでしょうか。パン、牛乳…つまり、グルテンとカゼインです。これは偶然ではない。仕込んだ人がいると考えられます。

みなさんの中でドーナツを食べた後に頭がふわっとする方はいますか。

ドーナツを食べると瞬間的に胃の中でグルテンは分解されて、すみやかに吸収されると、血中を回って脳内の「μ受容体」に結合します。

ドーナツを食べたあと、頭がふわっとした時、自分の爪で手の甲をつねってみて痛くなかったら、「μ受容体」がブロックされているということです。これは中毒性があります。それが小学生に毎日、給食で出ているということです。

例えば、駅前のショーウインドウにドーナツがディスプレイされていたり、駅の売店でメロンパンが前面に出ているということは、麻薬を売っているのと同じようなことにもなるわけです。デイビッド・パールマター博士は『「いつものパン」があなたを殺す』[*3]で

「グルテンは私たちの世代のタバコである」とも言っています。

グルテンがこの「μ受容体」に結合すると、ドーパミンニューロンを抑制するところをブロックしているので、ドーパミンニューロンが抑制できなくなる。そうするとドーパミンニューロンが暴走して、快楽を頭の中に生んでいきます。

でも、どうかよく覚えておいてください。ドーパミンも、ノルアドレナリンも、グルタミン酸も「神経毒」なので、暴走を始めると必ず神経細胞は死ぬんです。その挙句の果てに起きてくるのがパーキンソン病や認知症なんです。

私が神経再生療法を一緒にやっているアギラー先生もそのことは指摘していて、きっかけは何であれ、脳の中で興奮性の神経回路が暴走を始めると、とことん暴走して神経細胞を失うまで行くのです。

神経細胞を失って認知機能が下がってクリニックに来るまでに、おそらく20年~30年にわたる中毒プロセスの挙句の果てがアルツハイマー病を引き起こしている可能性があるというわけです。

同じように、今の牛乳などに含まれる「カゼイン」に対する抗体が出ている人もたくさんいるのですが、日本で売られている牛乳は、ホルスタイン牛の牛乳がほぼ100％です。

このホルスタイン牛の牛乳に含まれる「A1型カゼイン」が問題です。「A2型カゼイン」を持つ牛はもともとあった種なんですけれども、A1型に突然変異（ミューテーション）を起こしたことによって、ミルクプロダクション（牛乳生産性）が激的によくなったのです。ところが、このこのホルスタインという牛は後から出てきた品種で、これが今、市場に出てるほとんどすべてなのです。

みなさんの中に「A2ミルク」というのを見たことがある人がいるかもしれないですけれども、そのA2ミルクには、A2型カゼインしかないんです。ですから、カゼインに対する抗体が出たら、大本のものであるA2型カゼインにすれば改善されます。

スイスではホルスタインが飼えないのでA2種のみです。カゼイン抗体がある人は、スイスに行ったら問題は解決するかも知れません。

私は、2018年6月に[*6]『食のパラドックス』という本を翻訳しました。著者の心臓外科医であるスティーブン・R・ガンドリー先生は、このA1型の突然変異が非常に人類に災いを及ぼしていることを強調しています。

A1型カゼインは消化を通じて「βカソモルフィン」というレクチンに似たタンパク質

になります。このタンパク質は膵臓《すい》でインスリンを生み出すβ細胞に取りつき、膵臓を攻撃しはじめます。これが1型糖尿病の主原因と考えられているというわけです。

もともと南欧の牛や山羊、羊はA2カゼインの乳を出しているわけですが、A1タイプの個体は強いのでA1型が市場を独占しているのです。

発達障害、パーキンソン病、統合失調症、心臓病、1型糖尿病などを患っている方がいたら、A1型カゼインの牛乳は飲まないほうがいいと思います。

当クリニックでは外来患者さん全員の遅延型食物アレルギーの検査をしているので、カゼインに対してアレルギー反応が出た時は禁止しています。このカゼインとグルテンは、たぶん食事のたびに脳を直撃しているだろうと思われます。

アメリカのように、スーパーマーケットなどにグルテンフリーコーナーがことごとくあればいいのですが、日本ではグルテンフリーコーナーはほとんどありません。だとしたら、勉強してグルテン・カゼインフリーになるほうがいいだろうと考えています。

3. 生活習慣のリスクを知る（生活リズム・食・運動）

睡眠不足（睡眠時呼吸障害・徹夜）

徹夜がアルツハイマー病を加速する

これまで、有毒な重金属汚染やカビの感染、小麦粉に含まれるグルテンなどが、アルツハイマー病のリスク因子になることを最近の研究から読み説いてきましたが、ここでは睡眠不足に関する注意点についてふれておきたいと思います。

睡眠不足の原因として、繁忙期の仕事だったり、夜遅くまでパソコンに向かってネットサーフィンをしたり、オンデマンドの映画を見たりしている人も多いのですが、アルツハイマー病を予防したければ、これから徹夜は避けたほうがよさそうです。

アメリカ・国立衛生研究所のノラ・ヴォルコウ博士は、脳に蓄積したゴミである「アミロイドβ」が、睡眠中に掃除されてアルツハイマー病の発症を予防するメカニズムに注目します。

これまでに、ネズミで睡眠時間を制限すると、脳でのアミロイドβの蓄積が増加し、アルツハイマー病が進展することが報告されていたのですが、今回の臨床試験で、ヒトでも徹夜した時に、脳でアミロイドβの蓄積が増加することを確認したのです。

研究チームは22～72歳の男女20人を対象に、一晩徹夜をした前後でアミロイドβの蓄積変化をＰＥＴ（陽電子放射断層撮影）スキャンで可視化し、その変化量を計測しました。

その結果、１回の徹夜で右脳の海馬と視床のアミロイド沈着が、20人中19人で増加していることが判明したのです。同対象者で睡眠時間とβアミロイド沈着量の関連性を検討した結果、睡眠時間の短かった対象者は両側の被殻《ひかく》、海馬傍回《かいばぼうかい》、右脳の楔前部《けつぜんぶ》にアミロイド沈着が多い傾向があることがわかりました。

最近の研究では、アルツハイマー病の初期病変は50歳前後で始まると報告されているので、中高年期の睡眠不足や徹夜が、アルツハイマー病の発症を早めている可能性をヴォルコウ博士は指摘しています。

中高年期には徹夜を避け、十分な睡眠時間を確保する健康上の理由が、一つ増えました。

このように徹夜のリスクは一晩でも高くなることがわかっていますので、ＡｐｏＥ４型の人は特に「徹夜してはいけない」ということを強調しておきたいですね。

飲酒・喫煙

重度飲酒と認知症のリスク

まず、重度飲酒と認知症の疫学的調査を紹介します。WHO（世界保健機関）は、重度飲酒を「男性で1日平均60g以上、女性で40g以上の慢性的アルコール摂取」と定義しています。アルコール60gはワインで500㎖、日本酒で約2合強に当たります。

フランス・トランスレーショナル医療経済ネットワーク研究グループのミシェル・シュワジンガー博士は、重度飲酒がアルツハイマー病を含めた全認知症の、最も有力な発症原因になっていること。特に早期発症認知症では最大の発症要因となっていることを報告しました。

研究チームによれば、2008年〜2013年にフランスの主な病院に入院した患者約3162万人を対象として、重度飲酒と認知症の関連性を調べたところ、調査期間中に約111万人が認知症と診断されました。

驚くべきことに早期認知症と診断された5万7353人（認知症患者の5.2％に相当）の56・6％に相当する患者に重度飲酒歴が認められたのです。

重度飲酒の人はお酒を飲まない人に比べて、男性で3・36倍、女性で3・34倍も認知症の発症リスクが高いことがわかりました。この調査でタバコ、肥満、高血圧、糖尿病、うつ病、低教育歴、難聴など、他の認知症リスクと比べても、重度飲酒が男女ともに最も重要な発症理由である点をシュワジンガー博士は強調しています。

これまで、重度飲酒が老化促進や認知機能障害に影響があることは知られていましたが、アルコールのどんな成分が、人体のどんな細胞に影響があるのかはよくわかっていませんでした。

飲酒と肝臓機能障害の関係性は以前から理解されていましたが、老化促進や認知機能障害のメカニズムについては、イギリス・ケンブリッジにある分子生物学研究所のケタン・J・パテル博士のマウスを使った実験で明らかにされました。

研究チームはアルコールの代謝産物であるアセトアルデヒドをマウスに投与して、骨髄中の造血幹細胞のDNAが切断されて貧血を発症することを突き止めたのです。

幹細胞のDNAの傷は速やかに修復されないと「がん化」するのですが、大腸や乳房といったぞれぞれの臓器の幹細胞が、アルコールの摂取によってがん化することが明らかになったとしています。

脳の幹細胞が認知機能、皮膚の幹細胞が皮膚の老化に関与していることを考えると、高齢期の飲酒は二日酔いしない程度の適量にとどめておくほうがいいでしょう。

アセトアルデヒドによる二日酔いは間接的な脳障害とも言えるわけですが、イギリス・バース大学のクレイグ・ガン博士らの研究によれば、二日酔いが集中力や運動機能だけでなく、記憶力や認知機能の低下にもつながることを指摘しています。

二日酔いの朝には長期記憶を抑制する炎症物質が脳で分泌されているという報告もあり、二日酔いの日には脳が炎症を起こしている可能性にガン博士は注目しています。

これらの研究報告から、高齢期のアルコール摂取量は「控えめ」「適量」が推奨されることが理解できるわけですが、中年期の生活習慣との関連を調べた、注目すべき研究があります。

フランス・パリ大学のセベリーヌ・サビア博士らの研究チームは中年期の生活習慣が高齢期の認知症の発症に重要な役割を果たすことに注目しました。1985年に35〜55歳だったイギリスの公務員9087人について、アルコールの摂取量が、

①全くお酒を飲まない禁酒群

②週に1〜14単位の適量群（1単位はビールなら500㎖、ワインなら180㎖）

③週に14単位以上の重度飲酒群

の3群に分類し、平均23年間にわたって認知症の発症との関連性を追跡調査しました。その結果、調査期間中に397人が認知症を発症し、このうち①の禁酒群は、②の適量群に比べて認知症発症リスクが47％も高いことがわかりました。適量飲酒のほうが認知症を発症しにくかったのです。

一方、③の重度飲酒群はアルコール摂取量が7単位増えるごとに認知症発症リスクが17％ずつ増加することも判明しました。

さらに興味深いことに、

A．中年期から高齢期にかけて禁酒を続けた人

B．適量を維持した人

C．重度飲酒を続けた人

を比較すると、「A」の禁酒を続けた人は「B」の適量を維持した人に比べると、74％も認知症のリスクが上昇することがわかったのです。適量を維持した人のほうが認知症のリスクが低かったわけです。中年期から高齢期にかけて飲酒量が減った人でも55％、「C」の重度飲酒を続けた人は40％、それぞれ認知症のリスクが上昇しました。

この結果から、適量のアルコールを中年期から高齢期に維持した人が認知症のリスクが最も低かったということになります。

禁酒が認知症のリスクを上げる理由についてはさらなる調査が必要ですが、アルコール摂取による作用ではなく、心臓血管系の要因が関与しているようだとサビア博士は考察しています。

これはあくまでイギリスの調査結果なので、食文化や体質的な違いのある日本人に対して同じことが言えるかどうかは再検証も必要でしょう。

喫煙と認知症のリスク

九州大学の清原裕教授らの研究グループによれば、高齢者の追跡調査により、タバコを吸う人は認知症になるリスクが2倍になるという報告をしています。日本人を対象に、認知症と喫煙の関係を研究したのは初めてでした。

調査によると、1988年の時点で認知症を発症していなかった福岡県久山町の高齢者712人（平均年齢72歳）を15年間追跡、この調査集団の15年前（1972～1973年平均年齢57歳の中年期）の健診記録を照合して中年期、高齢期の喫煙状況と認知症発症の関係を調べました。

追跡調査期間中に認知症を発症したのは202人でしたが、

①喫煙なし

②過去に喫煙

③ずっと喫煙

の3群に分けて、それぞれ認知症になった割合を調べたところ、ずっと吸っている人は吸っていない人に比べ、発症リスクが2倍になりました。

712人のうち578人は中年期（平均年齢57歳）の健診データもあって、

A. 中年期も老年期も喫煙なし

B. 中年期は吸ったが、老年期までにやめた

C. ずっと喫煙

の3群で比較すると、ずっと吸っている人は吸っていない人より、リスクが2.8倍に上昇し、タバコをやめた人は1.5倍にとどまりました。過去に喫煙歴がある人と非喫煙者では明確な差は見られませんでした。

ストレス・生活リズム異常

「心配性」な人はうまくストレスを発散すれば、認知症のリスクを抑えられる

アルツハイマー病をもたらすリスク因子の中で、喫煙、身体活動の少なさ、中年期高血圧、糖尿病、中年期肥満、うつなどのリスク因子は回避・修正可能で、これらを減らすことによって、約半数のアルツハイマー病を予防できると考えられています。

一方、これまでの研究で、心配性の女性はアルツハイマー病を発症しやすいと報告されていました。性格は変えられませんが、最近の研究では、「性格とうまく付き合えばアルツハイマー病を予防できるかもしれない」という可能性が示唆されています。

スウェーデン・イエーテボリ大学のレナ・ヨハンセン博士らの研究グループは、平均年齢46歳のスウェーデン人女性800人を38年間追跡調査し、心配性や内向的な性格とアルツハイマー病の発症率との関係を研究しました。

対象者には神経症、外向性、内向性のレベルを測定する性格テストを行い、自分の仕事、健康、家族に関するストレスが1か月以上続いたことがあるかも質問します。追跡期間中に153人が認知症を発症し、うち104人がアルツハイマー病と診断されました。

テストでは、心配性で、嫉妬心や怒りっぽさ、すぐ悩んだりする性格かなどをスコア化しましたが、スコアが高い女性は低い女性に比べ、アルツハイマー病を発症する危険が2倍も高かったのです。しかし、長期的なストレスの有無の影響を差し引くと、心配症とアルツハイマー病発症の間に因果関係を見いだせませんでした。

つまり、心配性でもストレスを解消できれば、アルツハイマー病のリスクを回避できそうだということが言えます。

実際、心配性で内向的な女性63人のうち16人（25％）がアルツハイマー病を発症したのに対し、心配性でも外向的な女性31人では4人（13％）しか発症していなかったのです。

心配性でも外向的に行動すれば、ストレスを解消できているのかもしれませんね。

ストレスは認知機能にどう影響する？

生活上のさまざまなストレスやうつ状態が認知機能に影響を与えることが知られているわけですが、実際、うつ病を発症したことがある人はアルツハイマー病の発症危険度が高いと報告されています。

アメリカ・国立老化研究所のミリヤム・ギアリングス博士の研究グループは、唾液中に含まれる「コルチゾール」というホルモンが、体のストレス状態を診断する簡便なバイオマーカーになり得る点に注目しました。コルチゾールはストレスが加わると副腎から分泌されて全身を循環しますが、唾液中に分泌されるため診断に使えます。

研究チームは認知症を発症していない高齢者4244人（平均年齢76歳）の朝と夕方の唾液腺コルチゾールを測定し、MRIで脳の容量を量りました。

さらに、認知機能検査で思考能力や記憶能力を評価し、コルチゾールと脳容積や認知機能の関連性を検討します。その結果、夕方のコルチゾールが高い人は、低い人に比べて脳の容積が平均16㎖小さいことがわかったのです。

今回の研究では、灰白質（↓58ページ）と呼ばれる神経細胞が局在する部位が脳全体で萎縮していることも判明しました。さらに夕方のコルチゾールが高い高齢者は、認知機能検査で記憶力が低下して思考処理速度が遅い傾向が認められます。

このことは、ストレスに反応して分泌されたコルチゾールが、大脳皮質の神経細胞に直接作用し、認知機能を低下させるというこれまでの仮説を裏づけています。

一方、朝のコルチゾールが高い高齢者は脳の容積が保たれ、認知機能検査では思考処理速度が速い傾向が示されました。

ギアリングス博士は朝のコルチゾールは基礎分泌能力、夕方のコルチゾールは日常生活のストレスを反映しているためと考察しています。日常生活のストレスを減らし、朝のコルチゾールは高めに、夕方は低めに保つことが重要になると思います。

アルツハイマー病で「生活リズム異常」が起きる理由

アルツハイマー病では発症初期から睡眠・覚醒のリズムが崩れ、昼夜逆転を起こしやすくなります。さらに症状が進み、見当識障害が加わると、夜間に徘徊《はいかい》するという困った行動異常が起きるようになります。

アメリカ・カリフォルニア大学サンフランシスコ校グラッドストーン神経病研究所のジョルジュ・パロップ博士は、「介在ニューロン」と呼ばれる制御系の神経細胞が脳のリズムを制御する働きを担っていることに注目しました。

研究チームは、アルツハイマー病を発症するネズミの大脳皮質の介在ニューロンを調べると、アルツハイマー病が進行するのにつれて脳の介在ニューロンの数が減少し、脳のリズムが崩れるのに伴い記憶・学習などの認知機能の低下につながることを発見します。

さらに、ネズミの胎児脳から介在ニューロンの源になる胎児脳組織をアルツハイマー病を発症したネズミに移植したところ、胎児脳植片に存在した幹細胞が介在ニューロンに分化して、新たに抑制性の神経回路を形成することに成功しました。

リズムが改善したネズミの脳は、分化した介在ニューロンがGABAという抑制性神経伝達物質を合成していたのです。

脳波を測定すると、アルツハイマー病で抑制されていたガンマ波の活動が復活し、脳のリズムが正常化するのに伴って認知機能も改善していました。

これまではパーキンソン病に対してヒトの胎児脳を移植する治療が試されてきたのですが、アルツハイマー病に対しても同様のアプローチが可能なのではないかとパロップ博士は考察しています。

研究チームが注目した介在ニューロンはGABAを分泌していますが、発芽玄米、カカオ、漬物、白みそやキムチなどの食材に含まれるGABAにも神経をリラックスさせる作用が報告されています。

高齢期の脳のリズムを保つためにも発芽玄米にみそ汁、漬物といった伝統的和食がお勧めと言えそうです。

脳への知的刺激や身体活動の少ない生活

「格差」はアルツハイマー病の発症にも影響

これまでの疫学研究で、高学歴の人はアルツハイマー病のリスクが低いことが報告されてきました。しかし、そういう人は同時に経済的な余裕があったり、家庭環境が良好だったりするなどの交絡因子《こうらくいんし》（病気の発症に影響を及ぼす他の因子）があり、原因がはっきりしませんでした。

スウェーデン・カロリンスカ研究所環境医学部門、スザンナ・ラーソン博士はメンデル無作為化解析という統計学的手法を用いて、これらの交絡因子を調整できることに着目します。

研究チームは教育年数、大学教育、知性が独立要因としてアルツハイマー病の発症リスクを下げていることを明らかにしました。

さらに、アルツハイマー病患者1万7008人と健常対照群3万7154人を対象に、アルツハイマー病のリスクと関連があると報告されてきた900の遺伝子変異を用いて、教育要因との関連性を解析します。

教育年数との関連性が見いだされた152の遺伝子変異では、年数が長い人は短い人に比べ、アルツハイマー病の発症リスクが11%減少していました。

大学教育と関連性がある32の遺伝子変異では、大学教育を受けることにより、リスクが26%減少しています。

知性と関連した16の遺伝子変異では、知性が高いことはリスクを27%減少させるということがわかりました。

ラーソン博士は、教育や知性に関係したこれらの遺伝子変異が「認知機能の備蓄」に関わっている可能性を指摘しています。つまり、高等教育を受けることにより、脳の老化に対して、通常では使われない神経回路ネットワークを補完的に利用できるようになると考察しています。

経済的理由による教育格差の問題は健康面からも無視できないようです。私は40歳からピアノを始めましたが、中高齢期の習い事や学び直しも「認知機能の備蓄」につながっているかもしれません。

4. 環境によるリスクを知る（毒物曝露・歯科金属）

環境要因と慢性感染

除草剤の脅威

これはみなさんがノーマークの原因かもしれません。アメリカで開発された、「グリホサート」という成分を含んだ農薬・除草剤があります。

この製品を作っているアメリカのケミカルカンパニーが最初に作った化学物質はベトナム戦争でも大量にばらまかれました。ＰＣＢやダイオキシンなども、この会社が作っています。日本ではチューインガムに入っている「アスパルテーム」を作っているのもこの会社ですね。

このような巨大企業は、食品供給過程を統合する三つの手段を編み出して、工業化され、支配の手段としての化学農業をもたらしました。

一つは遺伝子組み換えです。

二つ目は種、生命を特許化し、種を私有財産であると宣言し、農家による種の保存を知的財産の窃盗として犯罪扱いしたのです。

三つ目は普通の人々、農家、生産者がタネを保存する自由を奪う、いわゆる自由貿易条約です。一握りの企業にさらに依存させるため、タネができない品種を作り出すターミネーターテクノロジーはこの最終段階です。人間は歴史上初めて、タネによる新たな植民地化を行っているのです。

日本政府は遺伝子組み換え産物を発売することを全く禁止していません。だからみなさんの体も既に汚染されている可能性があります。この遺伝子組み換え作物の栽培に必要な除草剤の成分「グリホサート」が問題になったのです。

例えば、近所でどこかの誰かが除草のためにこれを撒くと、空中に広がって、それを吸い込んだ人の体内に入っていくだろうと思われます。

2000年代になってから、アメリカでなぜこんなに発達障害が増えたのか、10年間に3倍～4倍になったということですが、MITのステファニー・セネフ博士による研究があります。

セネフ博士は、研究者による審査を受けた170件以上の記事[*7]を公開したのですが、

「栄養不足および環境有害物質が人体に与える影響」について報告しています。

研究によれば、この会社の農薬・除草剤に含まれている有効成分の「グリホサート」は、糖尿病やアルツハイマー病、消化器系疾患、不妊症、出生異常など多くの疾患と関連性があると考えられています。

セネフ博士によると、私たちの内臓に住んでいるバクテリアは極めて重要なアミノ酸を私たちの身体に供給しているのですが、この農薬・除草剤はそのバクテリアを殺してしまい、「メチオニン」を含むアミノ酸合成を阻害するため、非常に重要な神経伝達物質および葉酸の不足をもたらし、鉄分やコバルト、マンガンやその他、数多くの重要なミネラルを除去（キレート）してしまうということです。

この研究によると、発達障害の児童数との相関係数だけではなく、発達障害の患者さんの血中濃度やアミノ酸も調べています。

ヒトのアミノ酸というのは、非常に厳格に規則づけられていて、人によって大きく変わることはありません。だから、どんな人でもアミノ酸の濃度は一定に保たれているのです。

ところが20個のアミノ酸のなかで2個だけ、全く発達障害の患者さんの例がおかしいんです。何がおかしいかというと「グルタミン」が少なくて、「グルタミン酸」が多い。20

のうちのこの二つが極端に異常で、この二つには関係があるのです。代謝で「グルタミン酸」が「グルタミン」になるので、「グルタミン酸」が増えたことによって「グルタミン」が減った。そう推論せざるを得ない。

理由として、グルタミン酸シンターゼ（NADPH：glutamate synthase）という酵素がブロックされればこうなるわけです。

この酵素はマンガンが必要なのです。ところが、この除草剤はマンガンのキレート薬です。だから雑草が出てこない。

ということを考えると、雑草だけに効いて人間に効かないということのほうがおかしい。マンガンが必要なのは雑草だけではないですから。

マンガンをキレーションすると当然、「グルタミン酸」が増えて、アンモニウムが増えて、「グルタミン」が減るという結果になって出てくるわけです。

発達障害とアルツハイマー病の関連を考えた場合、同じく「脳神経の疾患」ということです。発達障害の患者さんの脳で起きていることは成人の脳でも起きていると考えられるのです。

慢性感染とアルツハイマー病の発症リスク

デール・ブレデセン博士は著書[*2]の中で、アルツハイマー病の病因として、水銀中毒やカビの慢性感染を指摘しています。

カビはステルス戦闘機のように、人体の免疫監視装置に補足されることなく通過して、抗体を産生するBリンパ球など、獲得免疫系の攻撃を受けずに消化管や口腔粘膜で感染を持続化して慢性化させます。

一方、ブレデセン博士が指摘しているように、アルツハイマー病患者の脳で蓄積する「アミロイドβ」は、カビやウイルス、重金属から神経細胞を保護するための防御システムです。

このアミロイドβがどのようにして脳の神経を保護するのかということについて、アメリカ・マサチューセッツ総合病院のルドルフ・タンジ博士らの研究グループは、アミロイドβが脳に感染するヘルペスウイルスの表面に結合して感染を防御する機能があることを明らかにしました。

研究チームが脳炎を起こすウイルスをマウスに感染させると、アミロイドβを産生するアルツハイマー病のモデルマウスは、産生できない対照群のマウスより長生きしたのです。

脳を調べると、アミロイドβが繊維化することによるウイルスの外被タンパク質に結合して感染を防御していることがわかります。

アミロイドβは繊維化すると神経毒性を獲得することが知られていましたが、繊維化する本来の理由に関しては不明だったのです。

アルツハイマー病患者は、しばしば口腔内にアマルガム充填や歯周病が観察されますが、アマルガムに含まれている水銀による中毒や歯周病の細菌、口腔内のカビの慢性感染に対してアミロイドβが自然免疫として反応して、アルツハイマー病が進展すると考えられています。

認知機能が気になる人は、まずは口腔内のアマルガムや歯周病のチェックをしてみてはいかがでしょうか。

第 2 章

アルツハイマー病の予防法を知る

1. 遺伝子リスクに対する予防法

ＡｐｏＥ4型の人には30代からの早期予防を勧める理由

ＡｐｏＥ４遺伝子には、体内で炎症を引き起こしやすい特性があることはここまでに見てきたとおりですが、このＡｐｏＥ４型遺伝子を持つ人は、アルツハイマー病のリスク因子を一つ多く持つことになります。

ただし、遺伝リスクだけだと発症の可能性は低く、アルツハイマー病が発症するにはその他、いくつかの理由があります。アルツハイマー病は、単に「遺伝子による先天性の疾患」というものではなく、ここまで見てきたように、慢性疾患、生活習慣、環境因子などのリスクが加わって発症するという理解が予防についても有効です。

この考え方に立つと、ＡｐｏＥ遺伝子が4型という人については、30代から予防に取り組むことをお勧めしたいと思います。

例えば、若年性アルツハイマー病が50代で発症することを考えた時、その20年前、すなわち、早ければ30代で始まっている場合があるからです。

4型の遺伝子リスクに関しては、あらかじめ、発病因子がインプットされていて、生まれた時からリスクは始まっていると考えていい。50代ぐらいから始まるのではなく、体内で炎症が起きるたびに脳神経細胞が少しずつ障害されていくのです。

そうすると、予防に関して生活習慣を変えるのは、早ければ早いほど有効だということですね。

アルツハイマー病は、ＡｐｏＥ４遺伝子が一つのリスクであって、それにさまざまなリスク因子が蓄積することによって発症するので、４型を持っている人は、遺伝子以外のリスクを最低限にしておかないと発症を予防できないのです。

これに対して、ＡｐｏＥ３型の人はリスクが一つ少ないので、遺伝子以外のリスクを減らす場合も、少し力を抜いて減らせるという考え方になります。

アルツハイマー病の予防として期待される生活習慣とは

毎日7～8時間の睡眠によって、脳でオートファジー（自己貪食）が誘導され、脳に蓄積されたアミロイドβが徐々に掃除されます。

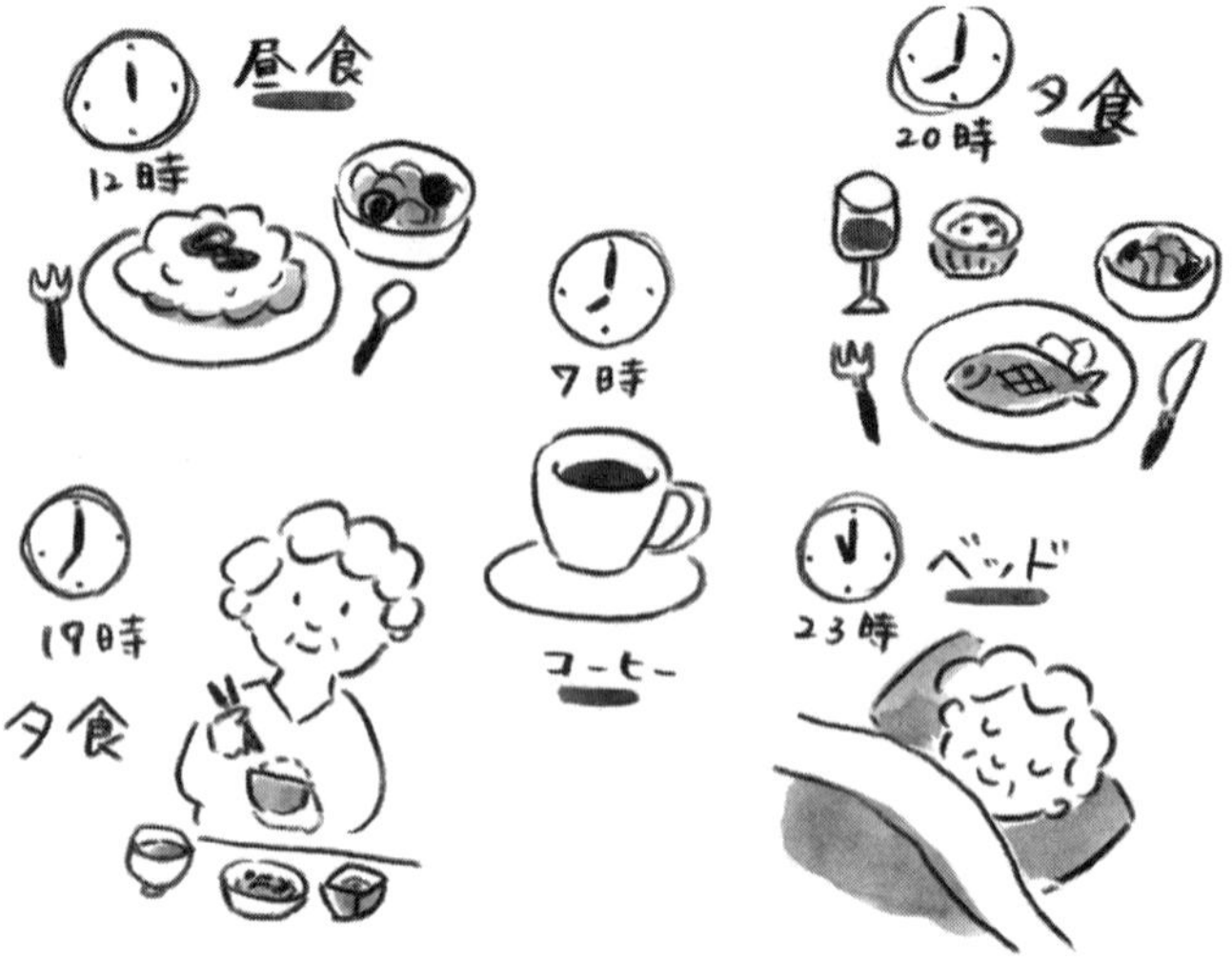

前日の夕食は午後8時ごろまでに済ませ、午後11～12時には就寝。

毎日7～8時間の睡眠を取り、翌朝はココナッツオイル入りのコーヒーを朝食替わりにします。

昼12時には平飼いの卵2個と緑黄色野菜サラダで軽めのランチ。

午後7～8時の夕食では緑黄色野菜に薬味として魚、鶏、肉。肉なら放草牛、魚なら大型魚は避けてサケ、サバ、イワシ、ニシンなど、キムチにザワークラウトなどの発酵食品、デザートにはナッツ、ココナッツフレーク、ダークチョコレート、お酒を飲むなら赤ワインをグラス2杯までとします。

ココナッツオイルで誘導されたケトン体が

炎症を抑え、7~8時間の睡眠中に神経細胞が再生するプログラムです。これに毎日の適度な運動を加えれば、ApoE4遺伝子を持つ人でも認知機能を保てるのです。

認知機能を改善する「ケトン体」

アルツハイマー病の認知機能を改善させることが報告されてから、日本でもココナッツオイルが人気になりました。このオイルに含まれる中鎖脂肪酸は小腸で吸収された後、肝臓に運ばれて「ケトン体」に代謝されますが、このケトン体が認知機能を改善させていることが最近の研究でわかってきました。

厳しい糖質制限食でも肝臓でケトン体が産生されるので、「ケトジェニック・ダイエット」と呼ばれます。

ケトン体は筋肉の代謝を促進させます。プロテニス選手のノバク・ジョコビッチ選手は食事をグルテンフリーの糖質制限食に変えてから快進撃が始まったと著書『ジョコビッチの生まれ変わる食事』(三五館)で明かしました。

しかし、認知機能や身体機能を保つように血中ケトン体の濃度を維持するには、厳しい糖質制限を続ける必要があり、多くの人が続けられずにリバウンドしてしまうことも多いのです。自己流の極端な糖質制限は栄養の偏りなどが起こりやすく、腎臓病の患者や妊婦ら糖質制限にリスクが伴う人もいます。

イギリス・ケンブリッジ大学のアンドリュー・マレイ博士は、ケトン体そのものを食事で摂取することにより、認知機能と持久力を向上させられる可能性をラットの実験で証明しました。研究チームはケトン体を「ケトンエステル」という形でラットに投与します。ケトンエステルは速やかに消化管から吸収されてケトン体に変換され、5日間の摂取でラットのトレッドミル（走行マシン）での運動能力が32％向上、8の字迷路での認知機能が38％向上、心臓の代謝とパフォーマンスがケトンエステル投与群で有意に向上したのです。一方で血中のコレステロール、中性脂肪、血糖は有意に低下していることがわかりました。

ケトンエステルはサプリメントに応用可能なので、厳しい糖質制限を続けられなかった人には朗報になるでしょう。

アルツハイマー病の発症リスクを抑える食事

米シカゴにあるラッシュ大学アルツハイマー病医療センターのマーサ・クレア・モリス博士らの研究チームは、アルツハイマー病の予防効果があると報告されている「地中海食」と、アルツハイマー病の危険因子の一つである高血圧を予防するための「ＤＡＳＨ食」に注目しています。さらに、これらの食事法のメリットを取り入れた「ＭＩＮＤ食」を考案し、シカゴ在住の58～98歳の男女９２３人を対象に平均4.5年間の追跡調査を行って食事とアルツハイマー病発症の関係を探りました。

その結果、いずれの食事法もアルツハイマー病の予防に有効だったのですが、ＭＩＮＤ食の有効性が最も高く、ＭＩＮＤ食の基準を厳密に実践した高齢者はアルツハイマー病の発症危険率が53％低下し、ほどほどに実践した高齢者でも35％も下がったのです。

ＭＩＮＤ食の内容ですが、全粒穀物を１日３回以上、緑黄色野菜を週に６回以上、その他の野菜を１日１回以上、ベリー類を週２回以上、魚を週１回以上、鶏肉を週２回以上、豆類を週３回以上、ナッツを週５回以上摂取することを勧めています。

一方、赤身肉は週４回以下、ファストフードまたはフライは週１回以下、バターは１日１回以下、チーズは週１回以下、スイーツは週５回以下におさえ、オイルはオリーブオイルを推奨し、アルコールはワインで１日３００㎖以下に制限します。

この食事内容にさらにココナツオイルを追加すれば、今後の高齢者の食事の見直しに有効だと思います。

2. 生活習慣のリスクに対する予防法

まずは「生活習慣を治療する」という意識を持つ

これまで述べてきたとおり、アルツハイマー型認知症というのは、原因が一つではないし、予防方法も一つではないという非常に複合的な病気だと考えられています。

遺伝子、慢性疾患、感染症、毒物、食事や運動を含めた生活習慣から性格に至るまで「いろいろ考えなきゃいけないことが多すぎて、何をすればいいのかよくわからない」という方も多いと思います。けれども元来、病気というのはそういうものなので、生活全体を変えなければならないわけです。

特に、複合したリスク因子によって発症する「アルツハイマー病の予防」を考える場合は、「1個の薬を出してもらって、それを飲んでいるだけで、生活は何も変えなくていい」「これさえ気をつけていれば予防できる」という考え方は捨てていただいて、生活習慣全体の改善そのものに取り組むことが予防につながります。

今、ラクをしてすごく美味しいものが、たくさん簡単に手に入る時代だからこそ、「そういう生き方はいかんよ」と言われてるような気がします。私がこのことを言い始めてからしばらく経ちますが、世の中はその方向とは逆行しています。コンビニエンスストアが増えて、グルテンに囲まれて。加工食品だらけ…。甘くて柔らかいものが美味しいとテレビで言っていて、硬い食べ物はどんどんなくなっていく…。今、まさに「長寿をリスクにしないために、どう生きるか」ということを試されているような気がします。

生活習慣病とはよく言ったもので、生活習慣が病気。生活習慣のために病気になったわけではないんです。「生活習慣が病気」という理解です。

だから生活習慣病を予防するには、病気ではなく、まず生活習慣そのものの改善から取り組まなければ、予防できないということですね。

噛《か》むことは、脳の「ジョギング」

アルツハイマー病の患者さんの多くは、口の中に問題を抱えている場合が多いのです。

口の機能の中で、「噛む＝咀嚼《そしゃく》する」とか、「飲み下す＝嚥下《えんげ》」というのは、脳の機能と直結しています。

本書冒頭で紹介したオランダのスーパーエイジャーであるシッパーさんですが、毎日の食卓にニシンを欠かしたことがなかったそうです。オランダでは新鮮なニシンは生のまま、塩漬けにしたニシンはタマネギのスライスを添えて食べます。ニシンに含まれている不飽和脂肪酸は「オメガ3脂肪酸」で、うつを予防し、認知機能を改善する効能があるブレーン（脳）フードと呼ばれています。ニシンは噛み応えがあるので、シッパーさんは毎日、何回も噛むことが習慣化していたのです。

最近、この咀嚼自体に認知機能を保つ働きがあることが明らかになってきました。

神奈川歯科大学の小野弓絵准教授は、被験者に2分間チューインガムを噛ませた後、「fMRI」（機能的磁気共鳴画像化装置）を使って脳の活性化部位を見ると、高齢者では記憶を司る海馬の活動領域が拡大していることがわかりました。実際に、高齢者と若者にガムを噛みながら記憶テストを受けてもらうと、若者では噛んだ時も、噛まなかった時も正答率に差がなかったのに対し、高齢者はガムを噛むことによって正答率が有意に上昇したのです。咀嚼を習慣化している人は、認知機能が保たれる理由の一つが解明されたわけです。

咀嚼は高齢期に低下する感覚入力を補い、さびついた神経回路を活性化する「脳のジョギング」のようなものですね。

アルコール・喫煙

赤ワインの認知症予防効果

赤ワインをよく飲む地方の人に心臓病が少なく長寿傾向があることから、多くの研究者が赤ワインの長寿成分の研究を進めています。

最近では、赤ワインに含まれる「レスベラトロール」というポリフェノールが長寿遺伝子を活性化すると報告されました。

スペイン国立研究協議会のモレノ・アリバス博士は、赤ワインに含まれる別のポリフェノール成分や香りの成分が、脳の神経細胞を保護している可能性を探索しました。

これらの成分は腸内細菌叢によって分解されますが、この分解代謝産物が直接脳に移行し、作用することが先行研究で明らかになっていました。

研究チームがヒトの培養神経芽細胞に、これら赤ワイン由来の代謝産物を添加すると、神経細胞はストレスを受けても生存し続けることがわかりました。

認知症では記憶や学習を司る神経細胞がストレスを受けると細胞死が誘導され、認知機能が低下することが知られています。

しかし、アリバス博士が赤ワイン由来の代謝産物を添加した神経細胞を詳細に観察すると、神経細胞はストレスを受けたにもかかわらず、細胞死は誘導されていなかったのです。糖尿病、肥満、高血圧、タバコ、うつ病、運動不足、食品では砂糖、グルテン、トランス脂肪酸など、さまざまな要因が神経細胞のストレスになっていると報告されています。

これらの要因は認知症の発症や進展を促進していると考えられるので、できる限り減らすことが重要ですが、排除しきれなかったストレスに強くなるためには、赤ワインを選択することがよさそうです。

とはいえ、疫学調査では1日赤ワイン250㎖以下の摂取群のみで健康効果が検出されているので、適量を心がけることも忘れてはいけません。

適量なら、アルコールに認知症予防効果が期待できる

第1章では重度飲酒が認知症の重大なリスクになるという話題を紹介しましたが、少量のアルコール摂取にはむしろ健康効果があり、心血管疾患やがんの発症リスクを減少させるとの報告も多数あります。

赤ワインについては認知症や心臓病の予防効果も報告されていますが、従来の研究は赤

ワインに含まれるポリフェノールなどアルコール以外の化学物質に注目していました。

しかし、アメリカ・ロチェスター大学医療センターのマイケン・ネデルガード博士は、アルコールには少量の摂取なら、脳に溜まった毒素を排除する直接作用があることを明らかにしました。

研究チームは、マウスに少量のアルコール（人に換算してワインでグラス約2杯相当）を摂取した場合と、大量のアルコール（ワインでボトル約1本相当）を摂取した場合の脳のリンパ液の老廃物除去効率を比較しました。

その結果、少量摂取群では、非摂取群に比べ、除去効率が約40％も増加。逆に、大量摂取群では約28％減少していることがわかります。

アルコール投与後1か月が経過すると、大量摂取群のマウスは認知機能と運動機能が低下していましたが、少量摂取群のマウスはいずれも正常だったのです。

既にネデルガード博士の研究室で、脳の老廃物は睡眠中に除去されていることが明らかになっていました。このことは、睡眠不足が認知症のリスクになっている理由の一つかもしれないと博士は考察しています。

今回のアルコール摂取に関する研究はマウスで検証された段階なので、人で再現できるかは不明ですが、もし博士の理論が正しいとすれば、夕食にグラス2杯程度の飲酒をしてよい睡眠を取ることができれば、次の日の朝には脳から老廃物が除去されてすっきり眼が覚めるのかもしれません。

「人助け」がストレスの解消になる

これまでの長寿研究から、長生きする人の特徴は「ポジティブ思考型」で失敗してもくよくよしない性格であることが明らかとなっています。ポジティブ思考の人はストレスによる精神的ダメージを受けにくいために長寿になると考えられているのです。

実際、本書の冒頭でも紹介したアメリカ・ケンタッキー大学のデヴィッド・スノウドン教授の報告がそれを裏づけています。スノウドン教授は、同じ僧院で同じ生活パターンを送る180人の修道女を、22歳時に書いた人生観に関する作文をもとに「ポジティブ思考」と「ネガティブ思考」に分類します。

70年後に解析した結果、ポジティブ思考だった修道女はネガティブ思考だった修道女に比べて、約7年間も長生きをしていることがわかったのです。

失敗してもくよくよしないかどうかは生まれ持った性格に左右され、訓練でポジティブ思考になれるものではありません。

ストレス要因自体を回避して減らすことができればよいのですが、仕事や人間関係で生じるストレスの根本的原因を解決することは多くの場合、難しいでしょう。

これに対して、アメリカ・イェール大学のエミリー・アンセル博士らの研究チームは、「知人や友達を援助することで日常のストレスを減らすことができる」と報告しています。

研究チームは18～44歳の77人を対象に14日間、日常の感情や経験に関してスマートフォンを使って調査しました。

同時に、「宿題を手伝う」「困っている人に声をかける」「ドアを開ける」などの援助行為を行ったかどうかも調査します。

その結果、ストレスの多い日に援助行為をすると幸福感が高まり、ストレスは精神的な健康状態や積極性に影響を与えないことがわかったのです。

一方で、援助行為をしていない日は負の感情が増して消極的になり、ストレスを多く感じていることもわかります。

知人や友達を援助するという簡単な行為の積み重ねが長寿の秘訣になるかもしれません。

運動習慣を改善すれば、認知機能の向上が期待できる

運動に認知症の予防効果があるという研究は多数報告されています。さらにその多くの報告では、中等度以上の強度で定期的に継続して運動することの重要性を強調しています。しかしその一方で、運動嫌いの人に定期的な運動の重要性を繰り返し説いても、行動変容をもたらすことが難しいのも事実です。

アメリカ・ニューヨーク大学のウェンディ・スズキ博士とジュリア・バッソ博士は、たった1回の運動でも認知機能を改善し、気分を上向かせてストレスを軽減させる効果があることを報告しました。

博士らは、これまでに報告された運動と認知機能に関する論文の中から、1回の運動セッション前後の認知機能を評価した論文に注目します。そこで、単一の運動セッションの前後における認知機能の変化や、神経伝達物質などの変化を包括的に調べました。その結果、1回の運動でも、実行機能など脳の前頭全皮質の機能が、運動後2時間の間、改善していることがわかりました。

実行機能とは、対立する考えを区別する能力や、未来の結果を予測する能力、人間の個

性や社会性に関連していると考えられています。

また、短期記憶に関連した脳の側頭葉の海馬の機能や、感情的な記憶に関連した扁桃体の機能も改善する傾向が見いだされました。

さらに、気分に関してはポジティブな気分が高まり、ネガティブな気分が減少する傾向が24時間以上続き、急性ストレスに対する心理学的反応を弱める効果も認められたのです。

運動直後にドーパミン、ノルエピネフリン、セロトニンなどの神経伝達物質の分泌が活発化していることから、これらの神経化学的変化が認知機能の改善をもたらしているとスズキ博士は考察しています。

運動嫌いの人も1週間に1回でも汗ばむ程度の運動をすれば、認知機能の維持につながるかもしれません。

認知とバランス機能の維持に「ダンス」が有効

認知症の発症には、脳の神経変性と、体のバランス機能の低下（寝たきりなどになる）が大きく関与することが知られています。

定期的な運動は、この二つの要因の進行プロセスを緩やかにする効果が期待されていますが、どの運動種目が安全で、しかも長期的に継続できるかについては、必ずしも意見が一致していません。

ドイツ・マグデブルクにある神経変性疾患センターのキャスリン・レフェルド博士はダンスに着目します。

研究チームは、音楽を聴きながらリズムに合わせて体を動かすなどの脳への複合的な刺激が、神経変性プロセスを緩やかにする可能性を探索しました。

63〜80歳の健康な26人（ダンス14名・トレーニング12名）の高齢者を2群に分けて、1群にはダンス教室、2群には通常のフィットネストレーニングプログラムによる介入試験を行いました。最初の半年は週に2回の90分のクラス、後半の1年間は週に1回の90分のクラスを計18か月実施します。

試験の前後で脳の容積とバランス機能を評価しました。

ダンス教室は基本ステップから始まり、シャッセ、マンボ、チャチャチャ、ジャスなどのステップを覚えるようにプログラムが組まれました。フィットネスプログラムは通常の有酸素トレーニングと筋トレとストレッチの組み合わせで構成されています。

その結果、両群ともに脳の海馬の容量が増えていることがわかったのです。

一方、バランス機能は「ダンス群」のみで向上していました。

バランス機能には知覚情報、視覚情報、平衡感覚情報の統合が重要で、「高齢期のバランス機能の維持にはダンスが最適である」とレフェルド博士は強調しています。

記憶・学習に最も重要である海馬の容積が両群で増えたことから、高齢期の運動の重要性も再確認されました。

バランス機能を維持しながら神経変性を緩やかにしたい人には、ダンス教室通いがお勧めです。

速く歩く人は死亡リスクが低い

定期的なウォーキングに寿命を延ばす効果があることが知られています。

最近のアメリカ・ペンシルベニア大学などの研究でも、1日に座っている時間を30分でもウォーキングなどの運動に振り替えると、死亡リスクが5年間で51%も減少すると報告されています。

しかし、一口にウォーキングと言っても、散策しながらゆっくり歩くことから、ポールを使用した速歩までさまざまで、汗ばむくらいの運動量でないと寿命延長効果が出ないと主張する研究も多いのです。

そんな中、歩行速度の速い人はゆっくり歩く人に比べて死亡リスクが有意に低いという研究結果が、オーストラリア・シドニー大学から発表されました。

エマニュエル・スタマタキス博士らの研究チームは、1994年から2008年に実施されたイングランドとスコットランドにおける11件の疫学調査から、追跡可能だった5万225人を対象に、歩行速度と死亡率との関連性を調査しました。

歩行速度を「ゆっくり・平均的・速い・より速い（時速4キロ以上）」の4群に分類します。その結果、ゆっくり歩く人に比べて平均的な速さで歩く人は、全死亡リスクが20％低く、速く歩く人（速いとより速いを合わせて）では全死亡リスクが24％低いことことがわかりました。

また、疾患別の死亡率との関連性を検討したところ、心血管疾患による死亡率と歩行速度の間には関連性を見いだせましたが、がんによる死亡率と歩行速度の間には関連性を見いだせませんでした。

これらの結果から、「歩行速度が速くなることによる運動負荷に対して、心肺機能がより機能的に適応して、心血管疾患による死亡率が低下した可能性を示唆しているものの、がん予防のためには歩行速度ではなく、歩行距離が関連するのではないか」とスタマタキス博士は考察しています。

今回の調査から、高齢者の歩行速度は、平均以上の方がよさそうだと言えます。

再生能力を持つ「幹細胞」を、走ることで活性化する

皮膚や血液の細胞の中には、少数ではありますが「幹細胞」という再生能力を持つ特殊な細胞があり、組織の維持に関与しています。

幹細胞は自己複製能力と分化能力の両方があり、必要な時には分化して臓器の再生に重要な役割を果たします。

脳や筋肉など、これまで細胞分裂しないと言われてきた臓器が、加齢とともに萎縮するのは、脳や筋力に存在する少数の幹細胞自身が老化して再生能力を失うためであると考えられています。

脳卒中後のリハビリで機能訓練することにより神経機能が回復するのは、脳の中にわずかに存在する神経幹細胞が分裂・分化することにより病巣を修復し、新たな神経回路を作り、神経機能を回復させるからです。

では、神経幹細胞はどのような状況で分裂し、数を増やすことができるのでしょうか。そのメカニズムを解明すれば、脳の萎縮や老化を予防することができるかもしれません。

以前から「豊かな環境」と定義される遊び道具が置かれている環境で飼育されたネズミは神経幹細胞が多いことが報告されていました。

最近、アメリカ・ソーク生物学研究所のヘンリエッテ・ヴァン・プラーグ博士は、回し車や水迷路などの遊び道具の中で、どの要素が神経幹細胞を活性化させるのかを確かめる実験をしました。

研究チームは、ネズミを回し車群、水迷路群、プール群、通常のケージ群、豊かな環境群（すべての遊び道具がある）の五つの群に分け、神経幹細胞との関係を調べました。

その結果、回し車の群で飼育されたネズミは、豊かな環境群と同様に神経幹細胞が対照群の2倍以上増加していることを見いだします。

プラーグ博士は「少なくともネズミでは、走ることが脳の活性化に重要であると示された」と強調しています。人間でも同様の考え方ができるのではないでしょうか。

学習効果を高める運動の「タイミング」

高齢期になって外出の頻度が減ると、記憶や学習などの認知機能が低下することが知られています。

外界から脳への刺激が減ることも大きな要因の一つですが、歩行距離や日常活動量の低下が認知機能低下に悪影響を与えていると考えられます。

学習や記憶では脳の海馬という部位が重要な役割を果たしていますが、海馬では高齢期になっても神経幹細胞が再生し続けていることが最近の研究で明らかになっています。

興味深いことにマウスの実験では、豊かな刺激の多い飼育環境が海馬の神経幹細胞を分裂・増殖させますが、その分裂した幹細胞が安定した神経回路を作るには運動が必要になることがわかっています。

オランダのラドバウド大学のイルゴ・ファン・ドンゲン博士らの研究チームは、ヒトでも学習活動後に運動を行うことで記憶力を改善させられることを見いだしました。72人の被験者を対象に、90種類の絵と場所の関連性を40分間学習したのち、

①学習直後に固定バイクで運動した群

②学習4時間後に同じ運動をした群

③全く運動しなかった群

の3群に分け、48時間後に記憶力とMRIで脳の活性化部位を検討します。

その結果、4時間後に運動した群では、海馬で神経細胞の活性が高まり、記憶力が増強していることがわかったのです。

一方、学習直後に運動した群は、全く運動しなかった群とほぼ同じレベルで記憶力の改善傾向を認めませんでした。

ドンゲン博士は、運動によって分泌が促進されるドーパミンやノルアドレナリンなどの化学物質が、記憶の定着にプラスに作用している可能性を指摘します。この研究では、「運動タイミングの重要性」が確認されました。

記憶のメカニズムは未解明の部分もありますが、認知症予防のためにも、学習と運動の組み合わせは重要だと考えられます。

脳への刺激の少ない生活を改善する

高齢者へ移る「思秋期」に大事な刺激

子供から大人への移行期が「思春期」なら、大人（成人）から老人（高齢者）への移行期は「思秋期」と呼びたいと思います。

国際福祉大学大学院の和田秀樹教授は、２０１６年に出版された『思秋期 感情的な人ほど早く老いる』（ブックマン社）で、この思秋期という移行期をどのように過ごすかが、高齢期の人生の質や充実度に大きな違いをもたらすと力説しています。

思春期にたくさん分泌した性ホルモンが大人への成長を促したように、45歳を過ぎて経験する性ホルモンの分泌低下が、高齢期の体と心への移行期の入口になります。

思秋期に起きる性ホルモンの減少が、人間の感情を制御している前頭葉の機能に影響を与えることに和田教授は注目しました。

前頭葉が萎縮した高齢者は若い頃の感情を維持できず、男性や女性特有の感情表現を失って中性化してしまいます。

一方、前頭葉が萎縮しない高齢者はいつまでも自分が男性、女性であることを意識するので、何歳になっても人生に張りと艶があることが、精神科医として5000枚以上の脳の画像を見てわかったということです。

当クリニックでは認知症予防・症状の改善として、前頭葉への磁気刺激治療を提供しています(→168ページTAMAS・自由診療)。

繰り返し前頭葉を磁気刺激することにより、うつ病が改善したり、ストレスのために落ち込んでいる気持ちが前向きになったりするほか、さらに神経幹細胞の再生が促されることによって認知症の予防が期待されています。

磁気刺激治療は米国で一足先に注目を集め、日本の医療機関でも徐々に広がっていて、脳卒中の治療にも使われています。

思秋期や高齢期には、さまざまな刺激を脳に入れて神経幹細胞を刺激し、前頭葉の萎縮を防いで認知機能を維持することが、認知症の予防につながるのではないかと思います。

3. 慢性疾患に対する予防法

「脳の炎症」を抑えるナッツ類の効用

認知症の最大の原因疾患であるアルツハイマー病は、認知機能の低下に伴って、脳で炎症性変化が起きていることが報告されています。

脳血管性認知症でも脳の動脈硬化病変によって認知機能が徐々に低下しますが、この場合も炎症性変化が動脈硬化病変を悪化させています。

では、このような脳の炎症や動脈硬化病変の炎症を、食事で抑えることは可能なのでしょうか。

アメリカ・ブリガム・アンド・ウイメンズ病院のイン・バオ博士は、ナッツ類に身体の炎症を抑える効果があることを報告しています。

研究チームはこれまで、ピーナッツやアーモンド、クルミなどのナッツ類を多く摂取する人は、がんや心臓病などを含む総死亡率が低いことを報告してきました。

今回の研究では、12万人以上の女性看護師を対象とした健康調査と、5万人以上の男性医療専門家を対象とした疫学調査を行い、食事質問票で把握したナッツ類の摂取量と血液サンプル中の「炎症性バイオマーカー」の関連性を調べました。

その結果、週に5サービング（5カップ）以上のナッツ類を摂取する人は、ナッツ類をほとんど食べない人に比べ、CRP（C－リアクティブ・プロテイン）や、IL－6（インターロイキン6）と呼ばれる炎症性バイオマーカーの値が有意に低いことを見いだしました。

また、赤身肉、加工肉、卵、精製穀物を週に3サービング分だけナッツ類に置き換えても、炎症性バイオマーカーが有意に低くなることが判明したのです。

ナッツ類には、マグネシウム、食物繊維、L－アルギニン、抗酸化物質、αリノレン酸などの不飽和脂肪酸が豊富に含まれていることが知られていますが、健康によいこれらの成分が、身体の炎症を抑えたのではないかとバオ博士は考察しています。

認知機能を保つために脳の炎症を抑えたいなら、ナッツ類を選択するのがよさそうです。

「ホモシステイン値」が高い人は緑茶を

佐賀女子短大の長谷川亨・名誉教授は、緑茶を飲んでいる人にアルツハイマー病が少ないことに注目し、緑茶を飲んでいる人はホモシステイン酸という神経毒性物質の血中濃度が低いことを発見しました。

ホモシステインは別名「悪玉アミノ酸」と呼ばれるアミノ酸の一種で、酸化ストレスが加わることによって毒性を持つホモシステイン酸に変わります。

高齢期になると、腎臓からのホモシステイン酸の排泄が悪くなり、血中濃度が上昇してきます。

そこで、長谷川名誉教授は6人の認知症患者にお茶の葉を食事に加え、1か月間摂取させたところ、血中ホモシステイン酸の濃度が下がり、認知機能が明らかに改善したのです。

「認知機能低下」と米ぬかの効用

国立病院機構菊池病院（熊本県合志市）の木村武実臨床研究部長が注目したのは「米ぬか」です。米ぬかから抽出された天然ポリフェノールのフェルラ酸に認知機能の低下を抑える効果があることを実証しました。

フェルラ酸と食用ハーブであるガーデンアンゼリカ抽出物を成分とした栄養補助食品（サプリメント）に妄想、幻覚、夜の徘徊などの行動異常を抑える働きがあることも報告されました。この「米ぬかサプリ」に認知症の厄介な症状を緩和する効果があるというわけです。

テレビ番組「ズームイン!!朝！」の英会話コーナーで人気を博したタレントのウイッキーさんは一時、認知症になりかけましたが、「米ぬかサプリ」を飲用して仕事に復帰したそうです。

ホモシステイン酸を抑える緑茶、フェルラ酸を含む玄米といった日本古来の食材はあなどれませんね。

アルツハイマー病とウコンの効用

最近、アルツハイマー病の患者さんにココナツカレーを勧めています。

ココナツオイルに認知症の改善効果があることが報告され、さらにカレー粉に使われている「ウコン」にはアルツハイマー病の予防効果のある「クルクミン」が含まれているためですが、アルツハイマー病の患者さんにカレーを勧める理由がもう一つ増えました。

ドイツ・ジューリッヒ大学神経科学研究所のホエルグ・フックレンブロイヒ博士の研究チームは、ウコンに含まれるもう一つの活性成分である「芳香性ターメロン」の奇妙な作用に注目しました。

芳香性ターメロンは、いくつかのがん細胞に対して、細胞の増殖を抑制する作用が報告されている一方で、神経再生で重要な役割を果たす「神経幹細胞」に対して分裂を促して神経細胞を増やす作用があるのです。

アルツハイマー病や脳卒中などの神経疾患では、神経細胞が障害された結果、認知機能の低下や運動まひ、失語などの症状が出現します。

しかし、神経幹細胞が新たな神経細胞を再生できれば、認知症などの神経疾患の治療や予防は大きく前進します。

研究チームが神経幹細胞を試験管内で培養して芳香性ターメロンを添加すると、最大で80％の神経幹細胞が分裂・増殖を開始しました。

さらに、ラットに芳香性ターメロンを注射し、その作用を検証します。ラットの脳の増殖細胞を調べてみたところ、神経幹細胞が存在する脳室周囲や海馬の容量が増加していたのです。

海馬は記憶を司り、アルツハイマー病では最も神経障害が強く観察される部位です。もし、ウコンに含まれる芳香性ターメロンが神経幹細胞を分裂・増殖させることが可能であれば、食事療法によってアルツハイマー病の病状を緩和したり、予防したりすることも可能になるかもしれません。

アルツハイマー病とオメガ3脂肪酸の効用

植物油や青魚に多く含まれる多価不飽和脂肪酸にはオメガ3脂肪酸とオメガ6脂肪酸があり、両者の摂取比率は動脈硬化や気管支ぜんそくなどの発症に関連があることが知られています。

ヒトは旧石器時代には両者の摂取比率が1対1だったと推定されていますが、現代人はオメガ6脂肪酸を多く含むサラダ油や加工食品の摂取量が増えたため、今の日本人ではオメガ3脂肪酸とオメガ6脂肪酸の摂取比率が1対5程度になったと報告されています。

オメガ3脂肪酸は主に青魚に豊富に含まれるため、摂取比率の低下傾向には日本人の魚離れも大きく影響しています。

魚に含まれるオメガ3脂肪酸であるドコサヘキサエン酸（DHA）は脳の神経細胞の膜に存在し、認知機能に影響を与えることが知られています。

しかし、オメガ3脂肪酸を積極的に摂取することで、アルツハイマー病を予防できるかということに関しては、よくわかっていませんでした。

アメリカ・イリノイ大学アーバナ・シャンペーン校のアロン・バーベイ博士らの研究

チームはＡｐｏＥ４遺伝子を持つ高齢者に注目し、この遺伝子を持つ65～75歳の40人を対象に血中のオメガ3脂肪酸濃度や、ＭＲＩで脳の前帯状皮質の容量を測定し、認知機能の柔軟性についても評価しました。

その結果、アルツハイマー病を発症していないものの、より高い血中オメガ3濃度を示した高齢者は「前帯状皮質」の容量が保たれ、認知機能の柔軟性が保たれていることがわかったのです。

前帯状皮質は特に感情の制御や性格・社会性の維持に関わり、認知機能でも作業の切り替えなどの柔軟性に関与しますが、「オメガ3脂肪酸の摂取が、前帯状皮質の機能維持に関与するようだ」とバーベイ博士は考察しています。

認知症予防のためにも積極的に青魚を摂取したいですね。

認知症予防と黒酢の効果

食酢は穀類や果実、野菜などの原料を酢酸発酵させた醸造酢のことですが、中でも、玄米を原料にした黒酢はアミノ酸が豊富に含まれていることが知られています。

特に鹿児島地方では、黒い陶器のつぼで1年から3年かけてゆっくり発酵・熟成させる製造法が有名です。

これまでの研究で、高血圧のラットに黒酢エキスを投与すると血圧が下がるというデータや、黒酢の疲労回復効果が報告されていました。

そんな中、鹿児島大学共同獣医学部の叶内宏明准教授は、さらに認知症の予防効果や認知機能の改善効果があることをネズミの実験で明らかにします。

研究チームは、京都大学の故・竹田俊男教授が開発した老化促進モデルマウス、中でも学習・記憶障害、免疫機能不全や概日《がいじつ》リズム睡眠障害（体内時計の変調で夜眠くならず、朝起きられない状態）を自然発症する系列のマウスを使用して、10倍に濃縮した黒酢を、最終濃度が0・25%になるように混ぜた餌を、最大24週間摂取したマウスでの空間学習機能を分析しました。

その結果、黒酢を混ぜていない通常の餌で飼育したマウスに比べて、黒酢摂取群のマウスに空間記憶障害の改善効果が確認されたのです。

脳の遺伝子発現を調べると、黒酢摂取群のマウスでは、タンパク質の異常凝集を制御する遺伝子の発現が活性化していました。

認知症の代表的疾患であるアルツハイマー病でも、アミロイドβが異常凝集することが知られているので、黒酢による認知機能の改善は、タンパク質の凝集を抑えた結果ではないかと叶内准教授は考察しています。

黒酢はそのまま飲んだり、蜂蜜を加えたり、野菜スムージーに混ぜたりしてもおいしくいただけるのですが、認知症予防のためにも鮨の酢飯や酢豚などの炒め料理、和風の煮込み料理に調味料として使うことがお勧めです。

認知症予防とコーヒーの効果

最近、ココナッツオイルに含まれている「中鎖脂肪酸」に認知機能を改善させる効果があることがわかり、認知症の予防目的でもコーヒーに混ぜてココナッツオイルの摂取を勧めています。

では、認知機能を改善するには1日に何杯飲めばよいでしょうか。

コーヒーの淹《い》れ方や種類も、インスタントやドリップ式、エスプレッソ、カフェイン抜きなどさまざまで、いったいどれが健康によいのか迷ってしまいます。

アメリカ・国立がん研究所のエリッカ・ロフトフィールド博士は、1日に8杯以上のコーヒーを飲む人でも健康効果が認められ、しかも健康効果はカフェイン以外の成分である可能性を示唆しています。

博士は、カフェインの代謝に関与している遺伝子に多型性がある点に注目します。これまでの研究で、カフェインの代謝がよい人は、コーヒーを多く飲む傾向があることが知られていました。

研究チームは、英国在住の成人男女約50万人を対象に、2006年から2016年までの10年間にわたって、コーヒー摂取量、カフェイン代謝、死亡率の関連性を追跡調査しました。

その結果、コーヒー摂取量が1日に「1杯未満・1杯・2〜3杯・4〜5杯・6〜7杯・8杯以上」の人は、コーヒーを全く飲まない人に比べて、追跡10年間の死亡率がそれぞれ、6%（1杯未満）、8%（1杯）、12%（2〜3杯）、12%（4〜5杯）、16%（6〜7杯）、14%（8杯以上）も低いことがわかったのです。

死亡率の減少効果はコーヒーの淹れ方や種類に関係なく、1日の摂取量に依存していることから、カフェイン以外の成分に健康効果があるとロフトフィールド博士は考察しています。1日8杯までなら、健康的に認知症予防目的でコーヒーを楽しめそうですね。

「記憶の保持」と幼少期の食習慣

歳を取っても忘れない長期記憶に、「エピソード記憶」と「意味記憶」があります。エピソード記憶とは過去のイベントにひも付けられた記憶で、入学式や誕生日などの思い出が当たります。

一方、友人の名前や歴史の年号、かけ算の九九など、特定の日時や場所、イベントと無関係な記憶は意味記憶と呼ばれます。

認知症を発症すると、まず意味記憶を思い出せなくなり、病気が進行するとエピソード記憶を失ってしまいます。

しかし、100歳を過ぎても自立した生活を送っている百寿者は、子供の頃の記憶も保持されていることが最近の調査研究で報告されています。

これまで、若い頃の食習慣が意味記憶の保持に関連し、生涯にわたる生活経験が高齢期の記憶保持機能に関与することが知られていましたが、イタリア・先端研究国際大学院大学のミリアム・ビニャンド博士らの研究チームは、若い頃の食生活と高齢期の認知機能との関連性に注目します。

56〜74歳の中高年者24人、75〜91歳の後期高齢者19人、100〜108歳の百寿者18人を対象に、トマト、リンゴ、ナスなどの自然食品とハンバーガーやピザなどの加工食品に関して名称に対する記憶力や、食品の名称とイメージのマッチング（認識）に関して調査しました。

その結果、百寿者群では加工食品より自然食品の名称をよく覚えていて、名称がイメージと正確にマッチングしていたのに対し、中高年者と後期高齢者は自然食品より加工食品の名称をよく覚えているという傾向を見いだしました。

ビニャンド博士は百寿者の多くが1910年代生まれで、子供の頃はほとんど自然食を食べていたという食習慣が記憶保持や認知機能維持に役に立っていると考察しています。

高齢期の認知機能を維持するためにも、生涯を通して、食生活の重要性を見直したいですね。

第 3 章

アルツハイマー病の検査と治療

初診時検査・診察の流れと内容（お茶の水健康長寿クリニックの例）

初診時に用意するもの

お茶の水健康長寿クリニックでは、初診時に各種検査を行います。全検査を1日で済ませてしまうため、待ち時間を含めて約5～6時間ほどの時間が必要になります。遠方からお越しの場合、十分に時間を確保できるよう、ホテルなどの宿泊施設を予約される場合もあります。

初診を受ける前日は、血液検査で空腹時項目を調べるため、午後10時までに食事を終わらせておき、病院に着いたら受付で問診票と受診申込書を記入していただきます。

検査項目は患者さんの状態に応じて選択します。初診時には健康保険証などの身分証明書とMRIデータをCD－Rでお持ちいただいています。MRIなどのデータがない場合は、お茶の水駅近隣の連携クリニックにて当日の画像診断予約を案内しています。

現在、他の診療施設に罹《かか》っておられる方は、紹介状やMRIデータ（CT可／年数不問）、お薬手帳をご持参いただいています。

診察の流れ

1. 問診

現在の症状やこれまでの経過を、患者さんご自身やご家族の方にお伺いします。

2. 検査項目と流れ

＊当日、MRI撮影をする場合、提携するクリニックにてMRI撮影後、検査結果のデータCD－Rと画像診断結果票をお茶の水健康長寿クリニックの受付へ。

①オリゴスキャン　体内ミネラルの測定
②顔の撮影　Facial Analysis System による画像診断
③尿検査　酸化ストレスマーカー・腫瘍マーカー測定
④歩行・バランス測定
⑤血管機能検査　血圧・血管伸縮性・AGEs（体内に蓄積した最終糖化生成物）検査
⑥骨密度測定
⑦認知機能検査１（長谷川式・MMSE・コグニトラックス）

⑧採血
⑨P300機能性脳波検査・認知機能検査2
⑩TAMAS+動脈硬化検査・自律神経均衡検査（ストレス検査）
⑪当日判明する検診結果の説明
・MRIの3D（立体）画像診断
・①〜⑪の検査項目結果の解説と今後の治療方針説明、医療用サプリメント処方

3. 再診

⑫初診時から3〜4週間後に判明する検診結果の説明
・ApoE遺伝子検査結果
・血液検査結果（生化学検査結果・フードアレルギー総合食品検査結果）
・P300機能性脳波検査結果・神経再生治療用サイトカイン処方内容の説明

4. 治療

・解毒点滴：αリポ酸の点滴です。αリポ酸は体内で補酵素として働き、体内のさ

まざまな代謝にかかわっている物質です。

・TMS治療：TAMASによる経頭蓋磁気刺激治療を行います。

・神経再生治療：神経の再生を促す、サイトカインの摂取方法を説明します。

初診から治療に入るまでの流れと、検査内容についてはこのような手順になります。検査内容については、認知機能検査のように、予習することで結果値が変わってしまうものを除いて、以下にご紹介しておきます。一般的な病院で行う検査とはかなり違っていることがおわかりいただけると思いますが、これは患者さん個々それぞれの状況によって、合理的、効率的に治療を最適化することで、短期間で最善の結果を得るためです。

患者さんの状態に合わせ、完全オーダーメイドで解毒、再生治療を行いますが、治療効果を高めるために、まずは炎症や感染の有無、有害金属の排出、不足している栄養素やホルモン充填を行ってから、経口摂取（口に含むタイプ）のサイトカインによる神経再生治療を行います。初診時検査からなるべく早く結果をお知らせしながら、平行して同時に医療用サプリメントの処方を行うのは、若年性アルツハイマー病の患者さんの場合、血液検査や機能性脳波検査の結果が判明する1か月間で病気が進行してしまうためです。

若年性アルツハイマー病患者さんの場合、初診までの待ち時間も含めると、少しでも時間をムダにしたくないと考えています。そのため、検査項目はたくさんになりますが、1日にまとめて検査しています。検査は検査室で行いますので、待合から検査室に移動します。検査の内容と検査方法については次のとおりです。

①オリゴスキャン

オリゴスキャンはパソコンに接続されたセンサーを手のひらの4か所に当てるだけのごく簡単な検査です。髪や爪を切ったりする必要もありません。

検査で測定されたデータは、瞬時にルクセンブルグにある開発元のデータベースに転送され、解析されて30秒でレポートとなって戻ってくるシステムです。

これにより、必須ミネラル20元素と体内に蓄積した有害金属14元素などが即時に判明します。

「ミネラル測定結果レポート」「有害重金属レポート」「ミネラルによる解釈」の3種類の結果レポートでその時の体内ミネラルバランスがわかります。

「ミネラル結果レポート」でわかる必須元素バランスは、カルシウム・マグネシウム・リン・ケイ素・ナトリウム・カリウム・銅・亜鉛・鉄・マンガン・クロム・バナジウム・ホウ素・コバルト・モリブデン・ヨウ素・リチウム・ゲルマニウム・セレン・硫黄です。

「有害金属レポート」には、アルミニウム・アンチモン・銀・ヒ素・バリウム・ベリリウム・ビスマス・カドミウム・水銀・ニッケル・プラチナ・鉛・タリウム・トリウムの値と、有害金属毒性、比率（カルシウム／マグネシウム比・カルシウム／リン比・カリウム／ナトリウム比・銅／亜鉛比）、酸化ストレス値が記されています。

「ミネラルによる解釈」には、潜在的な課題、生理機能が示され、注意点やリスクが提示されています。

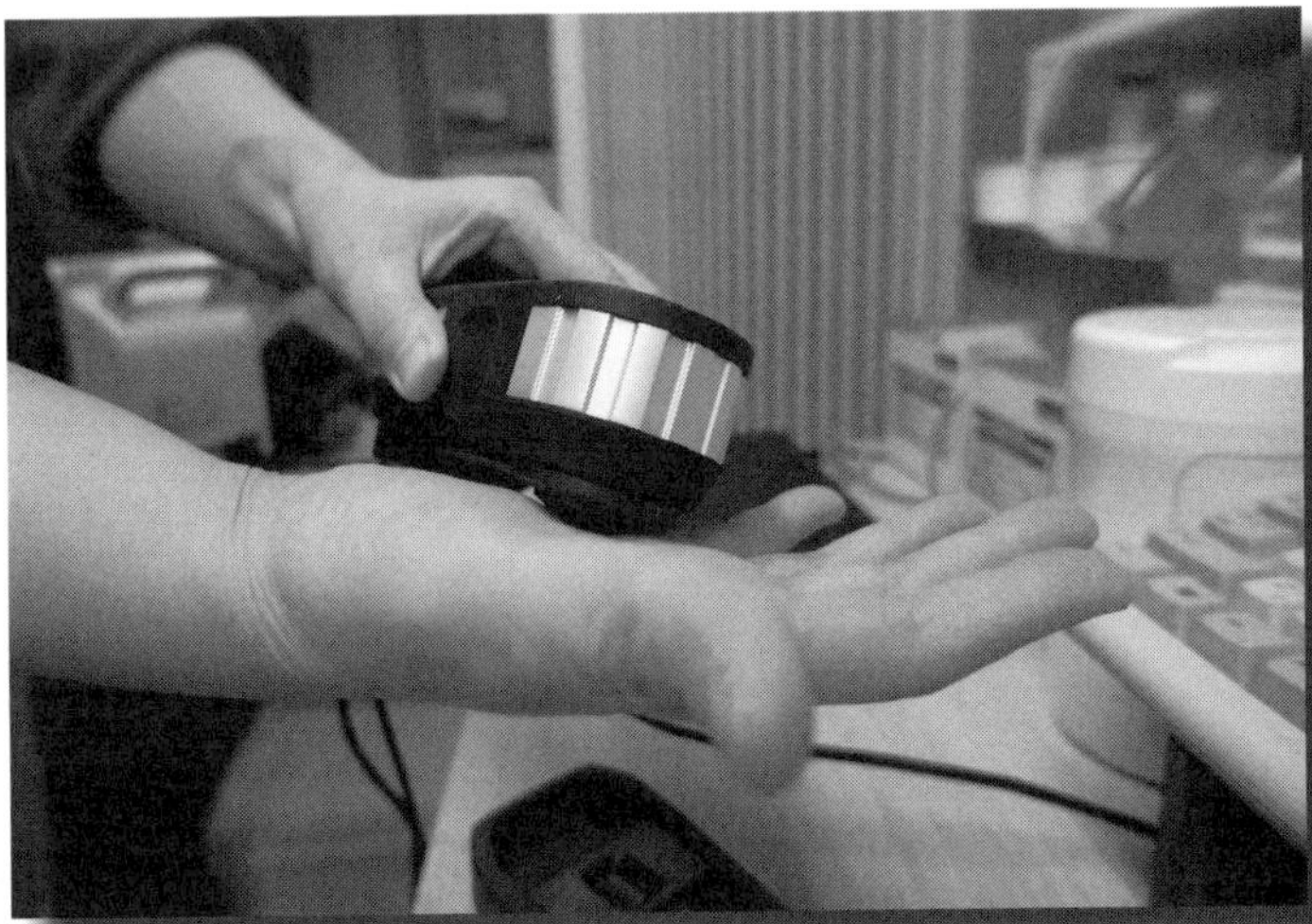

②顔の撮影

Facial Analysis Systemという機器により顔の撮影を行い、皮膚の状態を調べます。肌の油分や水分量、シワの状態、毛穴、弾性、色素沈着、吹き出物などの状態がわかります。

③尿検査（酸化ストレスマーカー・腫瘍マーカー測定）

採尿による尿検査によって酸化ストレスマーカー・腫瘍マーカーを調べます。遺伝子が活性酸素によって傷を負うと酸化損傷物質（8-OHdG）ができるので尿中の量を調べることで体内の酸化ダメージがわかります。また、がんの早期発見として有効な「尿中ジアセチルスペルミン」の測定により、その場ですぐに結果がわかります。ジアセチルスペルミンは体内にがん細胞があった場合、尿の中に大量に排出される物質で、器官や臓器にとらわれることなく、さまざまな種類のがんを総合的にリスクチェックできる指標です。

神経再生のサイトカイン治療に当たって、身体の中にがんがあると経口服用するサイトカインカクテルに含まれているIGF－1やIGF－2が、がんを進行させてしまう恐れがあるため、この検査によってがんがないことを確認します。がんが見つかった場合は、かかりつけ医やがんの主治医と連携して治療法を考え、患者さんやご家族に説明して治療を進めます。現在、当クリニックにも前立腺がんの治療を行いながら、同時に神経再生治療を受けている方もいらっしゃいます。

④歩行・バランス測定

立った状態と歩いた状態で体重のバランス、歩行速度、圧力などを測定します。裸足になって床に置かれたプレートの上に立つ、歩くだけの簡単な検査で、センサーによって重心や歩行時の体重移動や歩行速度が測定されます。

アルツハイマー病が進むと歩行が緩慢になり、姿勢が前や左右どちらかに傾いてきますので、立った状態でのバランス測定は一定の目安にもなります。

⑤血管機能検査・血圧・血管伸縮性・AGEs検査

血管機能検査は測定した腕の動脈の硬さ（API）と、全身の動脈の硬さ（AVI）を計測します。血圧と血管伸縮性についても同時に測定します。

ＡＧＥｓ検査は体内に蓄積した「ＡＧＥｓ：最終糖化生成物」（焦げつき物質）を測定する検査です。机の上に置かれた機器に腕を12秒間載せるだけの簡単な計測です。

「ＡＧＥｓ：最終糖化生成物」の値は「糖化度」とも呼ばれますが、不規則な食生活、油もの、酸化物の摂りすぎによって身体の糖化が進むと、老化の促進、糖尿病、動脈硬化、腎臓病、がん、白内障、網膜症、骨粗鬆症《こつそしょうしょう》、肝臓病、パーキンソン病、アルツハイマー病、皮膚のしみ、しわ、たるみなどにつながってきます。

⑥骨密度測定

骨密度測定はかかとの骨で計測します。裸足になって機器の中に足を入れるだけの簡単な検査です。

骨密度は骨粗鬆症《こつそしょうしょう》の進行を把握するのに重要で、骨粗鬆症になってくると転倒や躓《つまず》きで骨折したり、背骨の圧縮骨折などが起きてしまうと、寝たきり生活のリスクにもつながり、活動量の低下による認知症のリスクも高まります。

骨粗鬆症の予防には、定期的に骨密度を計測して今の状態を把握し、運動を取り入れる生活習慣やカルシウムの多い食事を摂るようにします。

⑦認知機能検査1（長谷川式・MMSE・コグニトラックス）

検査室を移動して認知機能の検査を行います。認知機能検査は学校のテストではないので、いい点を取るのが目的ではありません。今の脳機能の状態を正しく判定するための検査ですから、予習などは不要です。ここでは検査の流れと目的を説明するにとどめます。

まず、一般的な病院での「ものわすれ外来」でも使用されている問診式の「改訂 長谷川式簡易知能評価スケール」と「MMSE（Mini Mental State Examination：ミニメンタルステート検査）」を実施します。

これは記憶力や計算能力、見当識《けんとうしき》（現在の年月や時刻、自分がどこにいるかなど基本的な状況把握）などを測るための検査です。

続いてパソコンを使った「コグニトラックス」検査を行います。パソコンが操作できなくても問題ありません。

画面に映った問題に対して、指定されたキーボード上の特定キーを叩いて応えるだけの回答方法ですので、パソコンの操作や経験は不要です。コグニトラックスの検査テスト内容概略は次のようなものです。

1. 言語記憶テスト（**所要時間約3分**）

言葉の記憶機能を測定します。（言語学習、単語の記憶、単語の認識、直後と遅延記憶）

2. 視覚記憶テスト（**所要時間約3分**）

図形の記憶認知機能を測定します。（視覚的学習、幾何学形状の記憶、幾何学形状の認知、直後および遅延記憶）

3. 指たたきテスト（**所要時間約2分**）

被験者は右手の人差し指でスペースキーを10秒間できるだけ早く叩くテストです。同じことを左手でも行います。（運動速度、微細な運動コントロール）

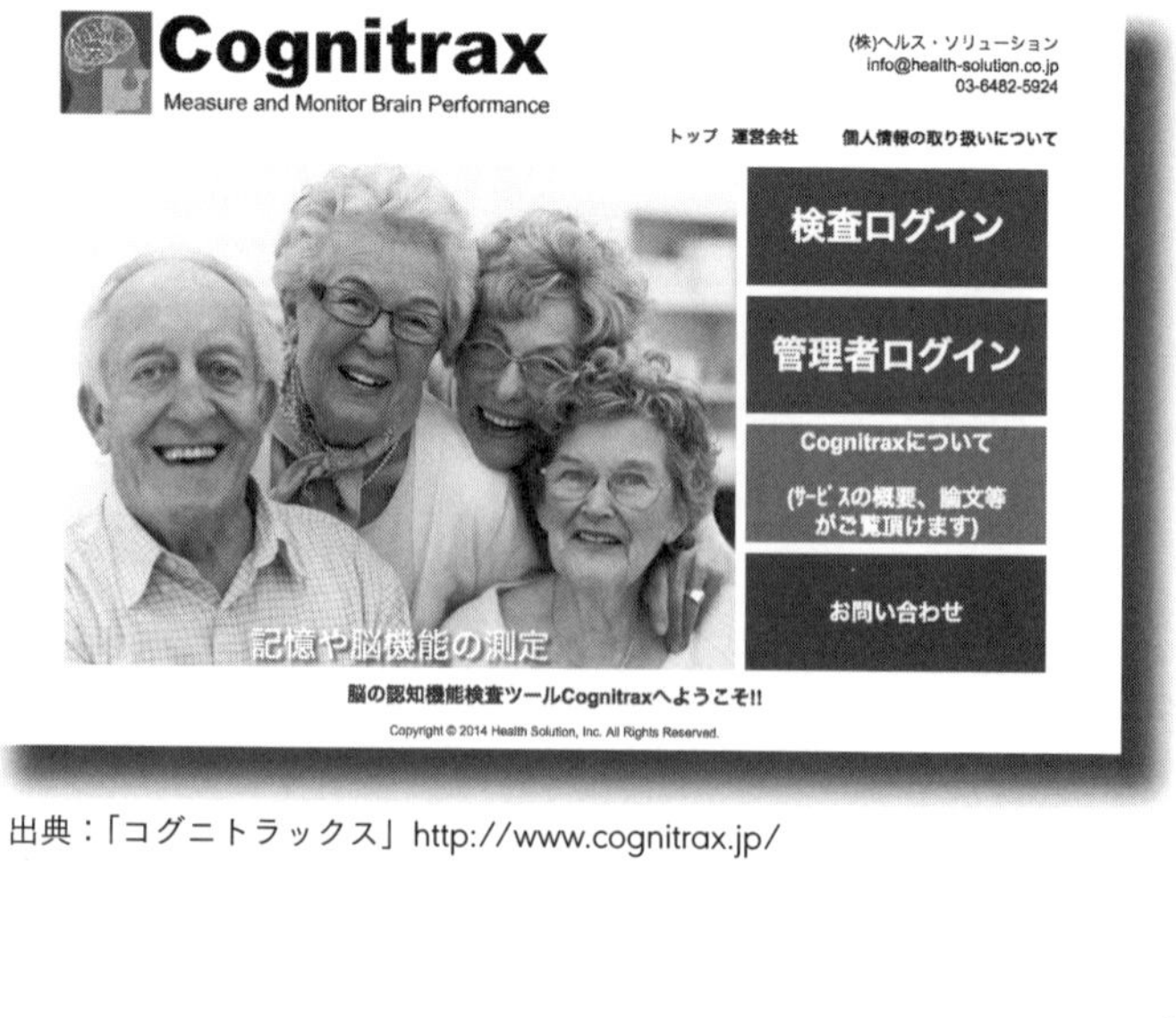

出典：「コグニトラックス」http://www.cognitrax.jp/

4．ＳＤＣテスト（所要時間約４分）

被験者はシンボルに対応する数字を下の空の表に入れます。（情報処理速度、複雑な注意力、視覚的知覚速度）

5．ストループテスト（所要時間約４～５分）

ストループテストは三つのパートから成っています。

第一パートは黒文字で赤、黄、青および緑の文字がランダムに画面に現れます。文字が出たらできるだけ早くスペースキーを押します。

第二パートでは、赤、黄、青および緑の文字が色文字で表示されます。被験者は文字の色と文字の意味が一致したらスペースキーを押します。

第三パートでは、赤、黄、青および緑の文字が色文字で表示されます。被験者は文字の色が文字の意味と一致しない時だけスペースキーを押します。（実行機能、単純・複雑反応速度、速度と正確さの妥協、情報処理速度、抑制・脱抑制）

6. 注意シフトテスト（所要時間約2.5分）

一つの指示から異なる指示へ、すばやく正確に対応する力を測定します。被験者は幾何学図形について形か色の適合を指示されます。

被験者は上部の図と適合する図を下部の図から選びますが、ルールは、例えば、形が合っているもの、または色が同じものという具合にランダムに変わります。（実行機能、反応速度、情報処理速度、速度―正確さのトレードオフ）

7. 持続処理テスト（所要時間約5分）

長時間にわたる注意力の持続を測定します。被験者は、画面にランダムに表示される文字の中で、「B」が表示された場合だけ応答し、その他の文字には応答しません。（持続的注意力、選択反応速度、衝動性）

8. 表情認知テスト（所要時間約2分）

人の表情をどれだけ認知し、判断できるかを測定します。社会認知または感情判断というのは他人および自分自身を理解する手段です。画面に表示された顔の表情が図の下に書

かれた感情と一致しているかどうかを判断します。（社会的認知能、感情判断力、選択反応時間）

9. 論理思考テスト（所要時間約3.5分）

視覚的あるいは抽象的な情報を推論し、理解できるか、また視覚的および抽象的な概念の関係を認識できるかを測定します。四つに分けられた区分の一つは空欄で、残りの3区分には図が描かれています。空いている区分に入るべき図を推論して選択します。（理論組立、理論の認知力、認識速度）

10. 4パート持続処理テスト（所要時間約7分）

作動記憶力および持続性注意力を測定します。パート1では単純反応速度、パート2では持続処理テストの変型、パート3は1枚前の図の記憶力、パート4は2枚前の図の記憶を検査します。（持続的注意力、作動記憶力）

これら10項目の検査結果をまとめて総合判定します。

⑧採血

特に、リスク管理と治療に必要な情報として、ApoE遺伝子のタイプと食品アレルギー項目も血液検査によって判明します。

ApoE4遺伝子はアルツハイマー病最大のリスク要因と考えられます。

血液検査によってわかるのは、生化学的検査項目（尿中タンパク分、肝炎ウィルス、コレステロール、尿酸、尿素窒素、クレアチニン、ミネラル、血糖、ホルモンなどの値）、免疫学的検査項目、甲状腺機能などです。

食品アレルギーは96項目の食品・食材に対して、0～3のランクに分けて判別します。ランク0はアレルギーなし。1+は摂取を現状程度にとどめ、2+は摂取を減らす。3+は禁止というように炎症の予防改善に役立てます。

特に注目する項目はカゼイン（牛乳）とグルテン（小麦）です。この項目の値が高い場合は、リーキーガット症候群（→73ページ）で腸の粘膜に穴が空き、物質（菌・ウイルス・たんぱく質など）が血中に漏れ出す状態で、炎症の原因となっていると考えられます。

⑨P３００機能性脳波検査・認知機能検査2

ここで最初の検査室に戻ります。この検査は脳神経再生治療において、最も重要な検査になります。メキシコ・リバント社（LIVANT Neuro Recoverry Center）の脳機能性ＥＥＧ検査プログラムによって脳神経の障害度合いを判定します。

アルツハイマー病による萎縮や脳神経の発達障害、機能障害、出血・梗塞などの外傷などにより、ダメージを受けている部位を、両耳と頭につけた21の電極位置から特定します。

頭皮にグリースを付けて脳波を計測する器具を装着するだけですので、痛みなどは全くありません。頭皮に付けるのはゲル状のグリースですので、ヘアスタイルを気にされる方は帽子などを持参されるとよいでしょう。

この検査では、さまざまな刺激に対する脳波の反応状態から、どのニューロン（神経細胞）が障害、過剰、過小になっているかを検証して、個人の状態に合わせた治療につなげていきます。アルツハイマー病の鑑別診断と神経再生治療において、最も重要視しているのはCognitive Function認知機能検査Ｐ３００（Positive300 micro second）の音を聞いた時の脳波を記録して検証することです。

検査結果の検証は「左右脳波の対称性」「脳波ボルテージ（電圧）の高低」「脳波の反応が出るまでの時間」の順で重要視しています。

この検査では、単調な音を聞いたり、作業をするため、ある程度の集中力が必要になります。パソコンを使いますが、操作は指定されたキーボードによる回答なので、操作経験は不要です。具体的な検査内容は次のとおりになります。

1．基本EEG

最初は音の刺激はありません。次に音の刺激が入ります。検査を受ける人は何もせず、パソコンの画面を見ているだけです。

目を開けて2分、閉じて2分の検査です。

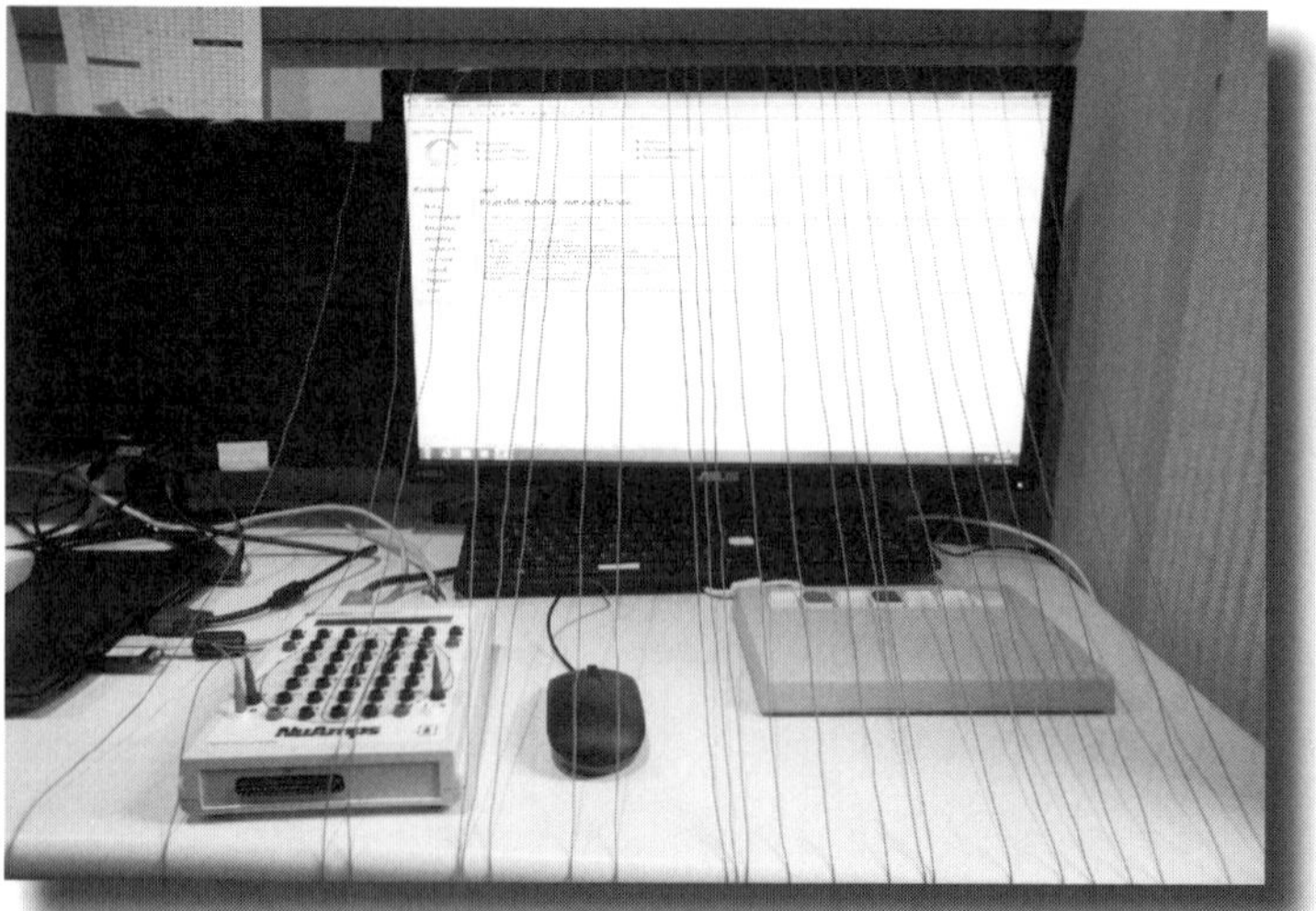

この検査ではてんかん波の活動有無を調べるのが目的です。

2. 脳の注意力の作動機能検査

画面上に出てくるさまざまなアルファベットの内、「S」の次に「T」が出てきた時のみエンターキーを押します。この検査では主に注意力に関連する機能を見ています。注意力の持続と、注意を持続する努力機能を検査します。

3. P300認知機能検査

パソコンから出る音を聞きます。目は開いていても閉じても構いません。

通常は低い音ですが、時々高い音が出て、その時の認知力を見ます。音に馴れると神経は退屈しますが、突然違った音が入った時、脳がどのように反応するかを記録します。

所要時間は4分で脳の全般の機能を見ています。

4. P300における左右対称の相関（コヒーレンス）検査

コヒーレンス検査はP300検査においてのみ導入され、脳内各部位間の連結や情報伝達の度合いを見ます。これは検査項目ではなく、記録された脳波波形の結果を検証するものです。

脳波の状態が左右非対称性が多い結果の場合は、脳内の神経伝達のための連結不足と見なされ、外因性あるいは、脳血管障害によるダメージと判定されます。

これに対して左右の対称性が多く見られる中での脳波波形の異常は、16％程度が遺伝的要因に起因されます。

5. 感情の検査

感情に対して脳がどのように反応するかを見ます。パソコンの画面上に人の表情写真がランダムに表示されます。すべての写真は「喜び」「悲しみ」「怒り」「恐怖」「ニュートラル」なもので、それぞれに対する脳の反応を検査します。

重要視されるのはボルテージ（電圧）で、数値が高い人ほど感情に敏感と言えます。この検査で双極性障害、うつ、不安症などもわかります。発達障害や精神科疾患などは、この検査情報が治療のベースとなります。

6. 脳の短期記憶能力検査

言語上の都合で、日本ではこの検査は導入されていません。

7. 視覚的な空間記憶検査

この検査では画面上のマスの中に出てくる四角の個数を数えます。数えた数の正確さは検証しませんが、四角の位置がさまざまに入れ替わり出現するので、瞬時の反応と空間的な認知、記憶力を見ています。

主として前頭葉を見ますが、ボルテージ（電圧）が過剰に高いと物忘れが多く、記憶力に問題が見られます。

8. メンタル（思考）の柔軟性を見る検査

これは簡単なカードゲームをすることで反応を見る「ウィスコンシン・カード」テストです。形・数・色の異なる三つの図が示され、「正しい」「正しくない」を判定して回答します。この検査では思考の想像力やアイデアを生み出す反応性を見ています。これに柔軟性がないと「こだわり」が出て、新しいアイデアが作れないという機能異常がわかります。

⑩TAMAS＋動脈硬化検査・自律神経均衡検査（ストレス検査）

TAMAS（タマス）は、高頻度で有効なパルスを発生させることができる「磁気刺激装置」です。患者さんの身体に侵襲を与えることなく、精神障害や神経疾患の診断、治療に使用します。

電気コイルに極めて短時間電流を流すことにより、身体の意図する部位に磁気刺激を与える装置です。この刺激によって、当該部位に短時間微弱な電流を流すことができるため生体の誘発反応の検査や血流の改善に使用できます。また、中枢神経や末梢神経を刺激し、生体の誘発反応の検査にも用います。

TAMASによる磁気刺激治療を行っている時間を利用して、交感神経と副交感神経の「自律神経均衡（ストレス）検査」と心拍数から「末梢神経循環検査（動脈硬化検査）」を行います。

リラクゼーションチェアにリラックスして横になり、指先にセンサーをつけて脈波と心拍数を測定しながら、頭部の左右に1回ずつ、前頭部に対して1回、TAMASの「プローブ」と呼ばれる器具を当てるだけの簡単なもので、ビデオを見ながら30分〜45分程度過ごします。途中眠ってしまう患者さんも多く、リラックスして受けられる検査です。

自律神経均衡検査では心身調節能力、ストレス抵抗度、疲労度、全般的な健康状態が測定できます。また、交感神経と副交感神経の活性度と均衡度を測定して身体の平衡状態を保てているかを見ます。

ストレスについてはストレス抵抗度、ストレス指数、疲労度がわかります。

指先で得た脈波信号と心拍数により、血管の弾性度や硬化度、血液循環状態を分析して動脈硬化、末梢循環機能障害など各種心血管系疾患を早期診断する検査です。

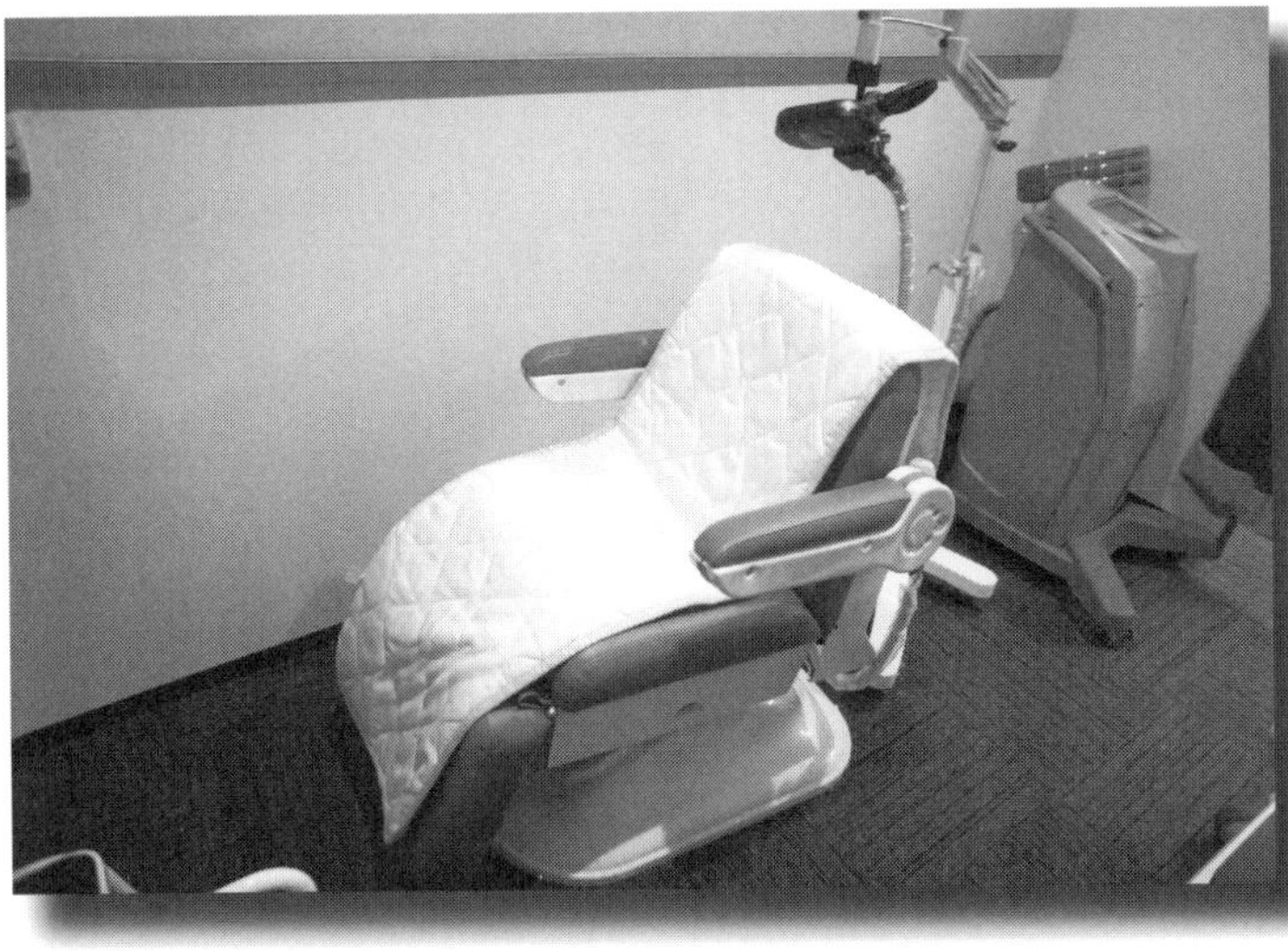

⑪初診当日に判明する検診結果の説明

MRIの3D（立体）画像診断

初診時に持参、あるいは近隣の提携病院で撮影したMRI画像から、3D（立体）画像を構築して、患者さんの脳の状態を説明します。

平面的な検査画像だけでは実感しにくい萎縮の状況や脳の表面、断面がわかり、どこでどういうことが起きているかということが視覚化されます。

加齢に伴う萎縮の始まる部位というのはだいたい後頂部からですが、アルツハイマー病の場合は海馬などに萎縮が見られます。

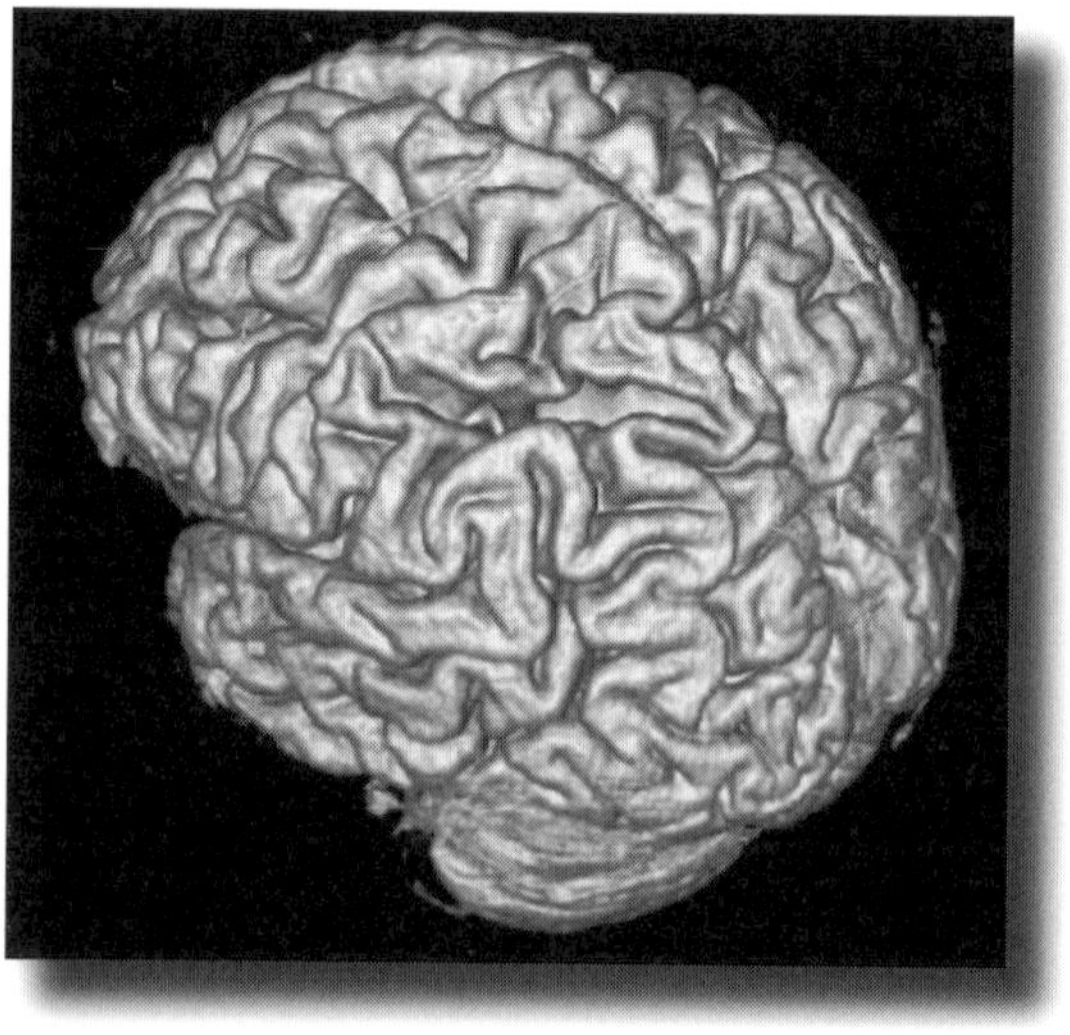

脳 3D 画像例

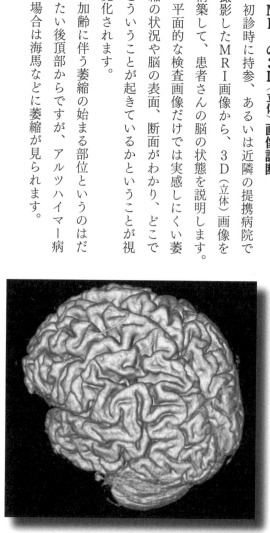

①〜⑩の検査項目結果の解説と今後の治療方針説明

初診時の検査で当日判明する結果については、それぞれ結果を説明しながら、改善していくべき点を解説します。

①オリゴスキャン　…体内ミネラルの測定結果と改善点、解毒点滴、サプリメント処方

②顔の撮影　…分析結果説明

③尿検査　…酸化ストレスマーカー・腫瘍マーカー測定結果説明

④歩行・バランス測定　…分析結果説明

⑤血管機能検査・血圧・血管伸縮性・ＡＧＥｓ検査　…分析結果説明

⑥骨密度測定　…分析結果説明

⑦認知機能検査１（長谷川式・ＭＭＳＥ・コグニトラックス）　…結果説明

⑧採血　…再診時に結果説明となります

⑨Ｐ３００機能性脳波検査・認知機能検査２　…再診時に結果説明となります

⑩ＴＡＭＡＳ＋動脈硬化検査・自律神経均衡検査　…分析結果説明

当日判明する検診結果の説明とともに、生活習慣の改善方法や処方される医療用サプリメントの説明を行います。

⑫医薬品・医療用サプリメント処方

ビタミンB（総合ビタミンB・B_6・B_{12}）、葉酸、ビタミンD、亜鉛、DHEA（ホルモン生成）・マグネシウム（睡眠改善）など、血液検査の結果から見て、不足している栄養素と解毒のための薬剤を処方します。

これで、初日の検査と診察は終わりです。

再診時の流れと内容

初診時から3～4週間後に判明する検診結果の説明

初診から3～4週間後に血液検査から判明するＡｐｏＥ遺伝子のタイプと、フードアレルギーがわかる総合食品検査結果、Ｐ３００機能性脳波検査結果および、神経再生治療サイトカイン処方内容の説明を受けます。

ＡｐｏＥ遺伝子検査結果

ＡｐｏＥ遺伝子はあくまでも「アルツハイマー病のリスク」を知るためのものであり、発症の有無を判定するものではありません。30ページの表のように、ＡｐｏＥ遺伝子のタイプによって発症リスクが変わってきますが、予防開始時期、慢性疾患の治療、生活習慣や環境の改善などによって発症確率が変わってきます。

ＡｐｏＥ４遺伝子を持つ場合は、「予防開始時期を早くする」「慢性疾患の治療に努め、有害重金属の解毒や不足している栄養素を補給する」「生活習慣や環境を改善することで発症リスクをコントロールする」ということをアドバイスしていきます。

同時に家族性のリスクをコントロールするため、ApoE4遺伝子を持つ患者さんと遺伝子的に血縁関係のある人（子・孫など）の遺伝子検査もお勧めしています。

これは早期予防が重要なリスク管理になるためで、発症年齢までに「時間」があれば、遺伝子によるリスクを軽減できるからです。

逆に、ApoE4遺伝子を持っていない人でも慢性疾患、生活習慣や環境などによって発症確率が高まることもあるため、遺伝子のリスクと対策をどう考えていくかということについてアドバイスを行います。

血液検査結果

初診時には即日結果が出なかった詳細な生化学検査結果と、フードアレルギー総合食品検査結果をお伝えします。血液検査によってわかるのは、生化学的検査項目（尿中タンパク分、肝炎ウィルス、コレステロール、尿酸、尿素窒素、クレアチニン、ミネラル、血糖、ホルモンなどの値）、免疫学的検査項目、甲状腺機能などです。

特にアルツハイマー病予防に関連して注目する血液検査結果は、当クリニックで設定した検査項目、日本人に合わせた独自の目標値、オリゴスキャンによって得られたミネラル・有害重金属の蓄積状況などを血液検査結果と加味しながら、その後の解毒・神経再生治療につなげていくため、患者さん一人一人の状態を把握し、説明します。

当クリニックで患者さんに配布しているカルテ項目で、ポイントにしている項目および基準値は次のとおりです。

【ビタミン・ホルモン関連】…ビタミンD（30ng/ml以上）、総ホモシステイン〔血漿〕（3.5～13.5nmol/ml）、T3〔甲状腺ホルモン遊離型T3〕（2.3～4.3pg/ml）、TSH〔甲状腺刺激ホルモン〕（0.5～5.0μIU/ml以下）、テストステロン〔遊離テストステロン〕（50～59歳：4.6～19.6pg/ml・女性50歳以上：0.8～1.7pg/ml）、PSA〔前立腺がん腫瘍マーカー〕（4.0ng/ml以下）、FSH〔卵胞刺激ホルモン〕（男性：2.0～8.3mIU/ml・女性：閉経後157.79mIU/ml以下）、DHEA〔デヒドロエピアンドロステロン〕（女性50～59歳：30～201μg/dl・男性50～59歳：76～386μg/dl）、骨密度〔対YAM：対同性若年成人平均値〕（70％以上）

【糖・メタボリック関連】…ＬＤＬコレステロール（酸化ＬＤＬ70~139mg/dl）、血中脂肪酸分画（ＥＰＡ／ＡＡ比0.5以上・ＤＨＡ／ＡＡ比1.0以上）、中性脂肪（30~149mg/ml）、γ－ＧＴＰ（男性73U/L以下・女性33U/L以下）、空腹時インスリン（1.5~16.4μU/ml）、ヘモグロビンA1c（4.6~6.2%）

【遅延型フードアレルギー検査】…リーキーガット症候群の有無から全身の炎症予防・改善に役立てます。

アレルギー総合ガイドライン２０１３（一般社団法人日本アレルギー学会）／厚生労働省健康局がん・疾病対策課　平成23年「アレルギー疾患の現状等」を参照すると、食物アレルギーには「ＩｇＥ抗体」による即時型とアレルギー反応と、「ＩｇＧ抗体」による遅延型アレルギー反応があることが示されています。検査では「ＩｇＧ抗体」を見ます。

即時型アレルギー反応はＩｇＥ抗体が皮膚・腸粘膜・気管支粘膜・鼻粘膜・結膜などにいるマスト細胞に結合した状態で抗原と出会うことにより、マスト細胞から化学伝達物質（ヒスタミン、ロイコトリエン等）が放出され、アレルギー反応が引き起こされます。

食物アレルギーの多くはこのタイプであり、ほとんどの例で、該当する食物を摂取して

総合食品検査　IgG ELISA

ALLETESS
MEDICAL LABORATORY

アルテス社IgG食物アレルギー検査
日本パネル96品目検査結果サンプルレポート

食品項目	クラス	
肉 & 家畜		
牛肉	0	
鶏肉	0	
鴨	0	
子羊	0	
豚肉	0	
魚介類		
アワビ	0	
カツオ	0	
ハマグリ	0	
カニ	1	*
コウイカ	1	*
ウナギ	0	
ロブスター	0	
サバ	0	
カキ	0	
サケ	2	**
ホタテ	0	
エビ	0	
イカ	0	
マグロ	0	
乳製品 & 卵		
カゼイン	1	*
卵白	1	*
卵黄	0	
牛乳	1	*
スイスチーズ	0	
ホエー(乳清)	1	*
ヨーグルト	0	
その他		
紅茶	1	*
ココア	1	*
コーヒー	0	
緑茶	0	
蜂蜜	1	*
パン酵母	1	*
ビール酵母	1	*

食品項目	クラス	
野菜		
筍	0	
ゴボウ	0	
キャベツ	0	
ニンジン	0	
カリフラワー	0	
セロリ	0	
キュウリ	1	*
大根	0	
ナス	3	***
ニンニク	0	
銀杏	0	
ピーマン	0	
昆布	0	
長ネギ	0	
キノコ	1	*
タマネギ	0	
ジャガイモ	1	*
薩摩芋	0	
カボチャ	0	
ホウレンソウ	0	
里芋	0	
トマト	0	
豆類		
アズキ	0	
モヤシ	0	
黒豆	0	
グリーンピース	0	
インゲン豆	0	
ピーナッツ	0	
大豆	0	
ナッツ & 種		
アーモンド	0	
カシュー	0	
栗	0	
ゴマ	0	
クルミ	0	

食品項目	クラス	
ハーブ & 調味料		
黒コショウ	1	*
シナモン	1	*
コリアンダー	0	
ショウガ	1	*
マスタード	0	
七味唐辛子	1	*
バニラ	0	
果物		
リンゴ	0	
バナナ	0	
マスクメロン	0	
サクランボ	0	
ココナツ	0	
ブドウ	1	*
グアバ	0	
メロン	0	
キウイ	0	
レモン	0	
オレンジ	1	*
パパイヤ	0	
桃	0	
パイナップル	1	*
イチゴ	0	
スイカ	0	
穀類 & デンプン		
そば	0	
とうもろこし	0	
グルテン	1	*
米	0	
ライ麦	0	
小麦	1	*

基準範囲
0 = No Reactivity　1 = Low　2 = Moderate　3 = High

ALLETESS, INC.
74 Accord Park Drive, Norwell, MA 02061
800.225.5404 | +1.781.871.4426 | foodallergy.com
LABORATORY DIRECTOR: Gordon Siek, Ph.D.

出典：「アルテス社 IgG 食物アレルギー検査日本パネル 96 品目検査結果サンプルレポート」
http://detox.jp/wp-content/themes/promotionblog/images/pdf/alletess-2_3.pdf

から2時間以内にアレルギー反応を認めるのが特徴です。

これに対して、ＩｇＧ抗体に関連していると考えられる非即時型アレルギー反応（ＩｇＥ抗体に依存しない非即時型＝遅発型、遅延型）があります。メカニズムは未解明ですが、Ｔ細胞の関与（Th1/Th2のバランス偏奇説など）の可能性があるとされ、抗原摂取後、アレルギー反応出現まで数時間を要します。

遅延型アレルギーを示すＩｇＧ検査により、96項目の食品・食材に対して、0〜3のランクに分けて遅延型食品アレルギーを判別します。96項目中20項目以上に抗体反応が出た場合には「リーキーガット症候群の疑いあり」と判断しています。

ランク0はアレルギーなし。1+は摂取を現状程度にとどめ、2+は摂取を減らす。3+は禁止というように食事を変えていくことで改善を図るようにしていますが、カゼイン・グルテンの両方に抗体が出ている場合は「ＧＣペプチターゼ」を処方しています。

遅延型アレルギーは全身の炎症に関係するほか、疲労感、頭痛、皮膚トラブル、じんましん、消化不良などさまざまな症状を引き起こします。

P300機能性脳波検査結果

機能性脳波検査で得られた結果を秘匿回線を使ってメキシコのアギラー先生に送り、インターネットを介して医師同士のコンサルテーションを行います。ここで検査結果の分析と再生治療のサイトカインカクテルの内容、今後の治療方針について話し合います。

神経再生治療を始めるにあたっては、患者さんの脳の、どの部分の神経細胞が、どのように障害されているかを特定する必要があります。

これまでのようにMRIやSPECTなどの画像診断からでは、脳の萎縮状態や脳内の血流量が少なくなっている場所を特定することはできましたが、脳神経細胞の機能障害がどこで起きているか。どの部位の、どの細胞が障害されているかということはわかりませんでした。

しかし、このP300機能性脳波検査により、脳がダメージを受けている部位を特定し、どの神経細胞が障害、過剰、過小になっているかを検証することができます。

患者さん一人一人の症状に合わせて、神経再生のサイトカインカクテル（液体上の口に含むタイプのタンパク質、アミノ酸のパーツの集まりであるサイトカイン・フラグメントの前駆体）を処方します。

このサイトカインカクテルは脳神経細胞に特異的に働き、脳神経細胞の発生、生育に関与します。体内ではキナーゼ酵素によって血清中で12時間以内に分解されてしまいますので、1日3回の経口・舌下投与を4か月というのが1クールになります。

アギラー先生のリバント社（LIVANT Neuro Recoverry Center）は、1987年から発達障害の子どもを含む患者さんに治療用として使用しており、30年間で1000名以上の治療実績があります。

発がん性はありませんが、脳腫瘍、結核、神経膠腫（グリオーマ）に罹患している方は使えません。ただし、アギラー先生と相談して、前立腺がんの患者さんには、IL－12（イン

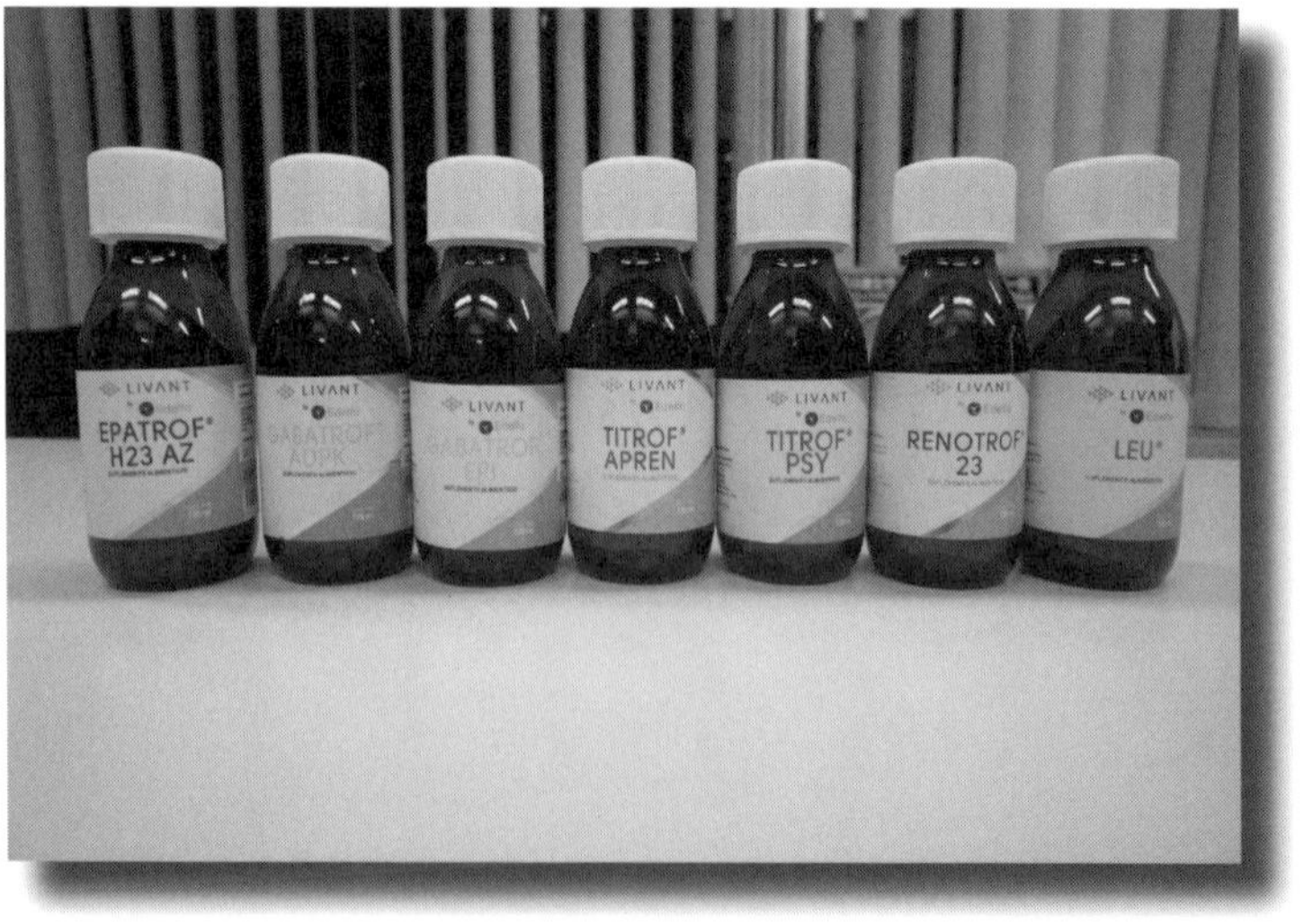

ターロイキン－12）を入れたサイトカインカクテル「ＬＥＵ」を使って、がん治療と同時に神経再生治療を続けています。

機能性脳波検査の結果については次の項目に分けて説明します。

①Ｐ３００脳波所見　…脳波画像を見ながら検出された脳波の特徴について説明します。全体的に対称性・非対称性の異常や障害箇所があるかなどを見ます。

②神経回路異常診断　…脳波異常からどの神経回路が障害されているかを特定し、原因や病理を説明します。各脳機能検査の結果と対応する脳波波形によって、どんな症状が出ているかを確認していきます。

③サイトカイン治療　…アギラー先生が処方したサイトカインカクテルの内容と服用方法について説明します。

④予後　…サイトカインによる神経再生治療の今後の見通しと治療効果について説明します。併せて、これからの治療の進め方についても、ここで説明します。

⑤次回受診・検査　…治療開始後の次回受診と検査予定についてお知らせします。

サイトカイン治療に関する、患者さんへの説明

サイトカインによる神経再生治療についての患者さんへの説明ですが、口に含むタイプの液体を1日3回服用するだけなので、苦痛や難しさというのはありません。

ただ、処方している「サイトカインカクテル」というものが、そもそもどんなものなのか。薬なのかサプリメントなのか。どのような働きがあるのかといった疑問をお持ちになると思いますので、解説しておきたいと思います。

まず、みなさん最初はどんなものか想像しにくいので、体験していただくことにしています。3ccほど口に入れて、3分間おいておくという体験が一番理解しやすいと思います。タンパク質なので香りもなく、生理食塩水の味しかありません。

神経再生治療のイメージをお伝えするのに、喩《たと》えとして「貯金」を例にして考えるとわかりやすいでしょう。例えば、アミロイドβによって一日で10万個の細胞が死んだとしても、15万個が再生できたら5万個のプラスになる。つまり、貯金と同じように、出費と入金の差し引きとしていくら残るか。少しでも多く稼いであげるというのが一つの戦略になるという考え方です。

脳の神経を再生するためには、残っている幹細胞を分化誘導して、神経細胞を増やす必要があります。

その時「どんなタイプの細胞を増やしてあげなければならないのか」ということを、機能性脳波検査で調べるわけです。

例えば、パーキンソン病の場合はドーパミンが足りないので、ドーパミン作動性ニューロンを増やす必要があります。

アルツハイマー病の場合は、中枢神経系に定着する二つのニューロン、すなわち、興奮性の伝達に関連する「グルタミン酸作動性ニューロン」と、興奮を沈める「GABA作動性ニューロン」の両方を再生する必要があります。

ただし、いきなり興奮を伝達するグルタミン酸作動性ニューロンを増やすと症状が悪化するので、まず興奮を沈めるGABA作動性ニューロンから段階的に増やしていきます。

この二つが記憶障害に関係した神経細胞ですが、記憶障害があるからといって、「これがダウンしている」というふうに、短絡的には結論づけられないのです。

まず、脳波で確かめて、足りない神経細胞を特定した上で、順番を正しく守りながら、神経再生の分化誘導タンパク質(サイトカイン)を使っていくということです。

サイトカインカクテルの飲みかた

例えば、「口に含むシロップみたいなもの」と言うと、普通の人なら栄養ドリンクみたいに一気に飲んでしまいそうですが、それでは効果が得られません。

3〜5分間、口に含んでおく必要があるのは、一気に飲んでしまうと、タンパク製剤であるサイトカインカクテルが胃の中に入り、ペプシンによって分解されてバラバラのアミノ酸になってしまうためです。

タンパク製剤のペプチド（アミノ酸が短い鎖状につながった分子）が、脳神経の幹細胞の表面にある受容体に結合してはじめて神経再生の分化誘導をするので、飲んでしまうとバラバラのアミノ酸になって効力がなくなる。それで「口に含んでおきなさい」というわけです。

では薬かと言うと、厳密な意味で化学合成された物質による薬剤というものとも少し違います。ただし、効果としては医薬品に近いイメージとして理解していただければよいでしょう。

このサイトカインカクテルは、一般的な「サプリメント」のように栄養素を補給するというものではなく、ペプチドによって幹細胞の分化誘導を促進する効果があります。高速液体クロマトグラフィー（HPLC：High Performance Liquid Chromatography）という方法で成分を精製し、それを生理食塩水に溶かして作られています。

効果が出はじめるまで

服用しはじめてから効き目が出てくるまでの期間として、最初の神経細胞が分化して成熟した回路になれる条件が整うまでに、だいたい28日ほどかかります。

さらに、神経回路が安定して機能するには数か月が必要です。数か月経つと脳波に変化が出てくるので、神経再生をした証拠が得られますが、まだその時には、ほとんど症状は変わりません。目に見えて症状が変わってくるには、半年から一年ぐらいはかかります。

これは症状や個人差もあって一概には言えないのですが、神経再生に有利な体質や条件として水銀濃度が低い、ビタミンBやDの欠乏がない、ホルモン値が整っている、グルテンやカゼインの抗体がないというように、神経細胞の再生を邪魔するものがないほうがやはり有利です。条件を満たしていないと足を引っ張ります。

効き目が現れやすい方の場合、神経再生療法を開始してから三か月しか経ってないにもかかわらず、「明らかに自分はよくなっている」と実感していて、脳波も劇的によくなっている方がいます。

副作用・中止した場合

副作用や中止する場合の症状・状態についても説明しておきます。

神経再生治療を開始してサイトカインを服用しはじめると、「太ってきた」という方がいらっしゃいます。女性に多いのですが、これはサイトカインの服用によるものではなく、気分がよくなって食欲が出てくることに起因すると思います。

もともと来られた当初は、食欲がなくなって、標準からマイナス10kgというような「激やせ」状態のことが多く、当クリニックで神経再生治療をはじめると、「太る」というより「リカバリーして戻る」ということで体重が増えるのだと思います。体重が気になる場合は炭水化物の摂取を控えるよう話しています。

現在当クリニックでは、前立腺がんがある人や乳がんがある人には注意しながら使っていますが、症例紹介でも一例出しているように、前立腺がんがあってもがん治療と同時に神経再生治療を行うケースもあります。（↓199ページ）

副作用については、ほぼないと考えていいのではないかと思います。

アギラー先生も30年で1000例ほど実践していて、大量に飲ませた初期に、ボーッとしたりということがある場合などは量を減らさせています。アギラー先生のリバント社のパンフレットにも書いてありますが、子どもさんの例でも問題がないということで、安全度は高いと思います。当クリニックで使っていても、問題はほとんど起きていません。

これまで途中で中止した例について言うと、指示に従えないため、正しく服用できないという状況が生じたことがあります。つまり、認知機能が下がりすぎていて、口に含んでいられず飲んでしまうというようなケースです。

しかし、ご家族の努力や工夫で、口に含んでいられなくてもスプレーでサイトカインを経口摂取し続けると、初診時には検査不能でMMSEが0だった方が、「話を理解しているようになった」「脳波検査の時も静かにできるようになった」「こちらが笑顔でいると笑うようになった」というようなポジティブな反応に変わり、私たちもたいへん勇気づけられています。付き添いもあってのことですが、飛行機に乗って、東京まで来られています。この状態でも寝たきりになっていないことはすごいと思います。

中断については、例えばワンクール4か月でやめて、症状が増悪《ぞうあく》する（悪くなる）ということはありません。

中断した時は、貯金の例で考えればわかりやすいと思いますが、再開すれば貯金も再開するということです。一旦中断しても、「また調子が悪くなってきたな」と思えば再開するという方法もあると思います。

患者さんからよくある質問

最初の4か月ぐらいでは「飲み始めてもあまり変わらない」「本当に効いてるのかどうか不安」ということがあります。

ご家族に話をうかがうと、最初に出てくる症状として「なんとなく落ち着いてきた」「聞き分けがよくなった」「我慢強くなった」ということがあります。これは治療順序として興奮を沈めるGABA作動性ニューロンから始めているためです。

「認知機能の改善治療」というと、すぐに「記憶力が回復した」と思うかもしれないですが、まず、GABA作動性ニューロンから治療しているので、「我慢強くなる」というように、脳の中でブレーキが効くようになってくることで、「落ち着いてくる」という症状に表れると思います。

頭の中の爆発が少なくなるから、よく寝るようにもなります。それで「認知機能下がったんじゃないか」「静かに寝ているよ」と心配する方もいます。

再生治療では、最初に「ブレーキ」が効いて落ち着いてきてから、「アクセル」である興奮のほうが伝達できるようになります。そうすると、もっと「よくなった感じ」が出てくるという道筋になるかと思います。

今までない治療法なので、効果に関しても認知が落ちているご本人しかわからなくて、変化の実感を他人に伝えることができないので難しいかもしれませんが、脳波などの検査を見るとはっきり効果がわかります。

費用や通院に対するご家庭の事情もあって、それぞれのご判断により、検査や解毒まで治療まで進まない方もいらっしゃいます。当クリニックでは「まずは1クール、4か月間始めてみてはいかがでしょうか」というご案内を差し上げています。

実際に効果が出はじめ、評価できるまでの時間として、だいたい3〜4か月程度かかりますし、長期間、その方にとって効果のない治療を続ける意味もありません。

患者さんの医療にかけられる時間や費用も限られてくるわけですから、選択肢の一つとして最善なものをご一緒に考えたいと思っています。

第 4 章

症例と治療の実際

ここではクリニックにいらした患者さんの事例を紹介します。プライバシーに配慮して個人を特定できないよう、人物属性や症例内容については一部架空のものや、2人以上の例を合併させるなどに変えています。

認知機能低下や記憶障害を訴えて来られた患者さんが、主としてどのような問題を抱え、その問題を解決しながら治療しつつあるかということをご紹介したいと思います。

主要なリスク要因と治療経過の関連性がわかるように簡潔にまとめています。

・ビタミンD欠乏
・水銀値が高位（アマルガムなし）
・リーキーガット症候群（グルテン・カゼイン抗体）
・がん治療と同時に認知症治療も
・歯周病やインプラントの炎症
・外傷性ダメージ歴

ビタミンD欠乏

60代男性・ＡｐｏＥ４／３・ＭＭＳＥ26・法律関連職
主訴：アルツハイマー病予防

この方は法律関連のお仕事をされていたのですが、認知機能が少し下がってきたので、一旦、仕事をリタイアされたとのことで受診されました。

治療の結果、認知機能が改善したので、「また仕事を再開したい」と話されています。

認知機能が落ちてくると、同じ仕事をしていても疲れやすい、気力が持たなくなってくるという自覚症状が出てきます。

初診時検査では、ＭＭＳＥ（認知機能検査）が26でした。認知機能としては正常レベルより若干下ですが、自律して生活ができる範囲です。

ただ、仕事が法律関係の専門職ということで、ＭＭＳＥが26ぐらいに下がってくると、「ちょっとしんどいかな」という感じにはなります。

初診時検査では、ビタミンDの値が15・4(ng/ml)だったんですが、サプリメントを服用してから70・2(ng/ml)まで回復しました。

当クリニックの治療レンジが60(ng/ml)〜80(ng/ml)なので、治療レンジまでは改善できました。ただ、ホモシステインはまだ下がっていません。現状では10(nmol/ml)〜12(nmol/ml)ですが、7(nmol/ml)ぐらいまで下げる必要があるので、ビタミンBも足しています。

この方はビタミン値、ホモシステイン値に加えて、水銀の値も15と少し高かったので、神経再生治療の前に解毒治療から始めました。

再生効果を高めるためには、まず解毒してからということだったのですが、解毒点滴と栄養療法を3か月みっちりやった後、神経再生のサイトカイン治療を始めました。

神経再生治療を始めてからの検査で、認知機能のうち、反応時間に関する項目を見ると、68から78とよくなっています。

「コグニトラック」総合認知機能の総合点も92から96に改善しています。

水銀値が高位（アマルガムなし）

70代男性・ApoE4／4・MMSE23
主訴：記憶障害

水銀値が高かった方の例です。この方はアマルガムはなかったのですが、水銀、アルミ、カドミウム値が高位でした。

特にカドミウムが非常に高かったので、過去、どこかで何かに暴露《ばくろ》したのではないかと思ってリサーチしたのですが、カドミウム工場などでの暴露はないということでした。

自覚症状としてはひどい記憶障害で、アルツハイマー病と診断されて来られました。ApoEタイプは4／4型ですが、P300機能性脳波診断では「脳血管性認知症」とされています。

食事による遅延型アレルギー検査では、カゼインに対する抗体が出ていて、炎症も疑われます。アマルガムもなく、カゼインと水銀、カドミウムが原因となると、食事による原因が疑われます。

日本の場合、カドミウムはお米に含まれていることも多いのですが、水銀なども含めて水産物、特にこの方の場合は「お寿司が好き」ということだったので、大型魚は食べないようにしてもらっています。

また、カゼインに対するフードアレルギーが出たので、「GCペプチダーゼ」を出しています。

神経再生のサイトカイン治療に入って症状が改善し、やめられていたゴルフを再開される意欲が出てきたということです。奥様も「よくなった」と仰っていて、脳波も改善されています。

リーキーガット症候群（グルテン・カゼイン抗体）

70代女性・ApoE3／4・MMSE21
主訴：認知機能低下

グルテンとカゼインの両方に対する抗体を持っていて、リーキーガット症候群の方は、たくさんいらっしゃいます。

当クリニックでは遅延型フードアレルギー検査で、96項目中、20項目に反応があるとリーキーガットと診断しているのですが、この方の場合は27項目に出ていました。グルテンとカゼイン抗体が両方出ると、主食としてはお米しかチョイスがないのですが、27項目にアレルギー反応が出ると、かなり食べる物がなくなってきます。

この方の場合は、グルテン3+、カゼイン3+、酵母3+、卵2+で、結構厳しい状況です。

こういう方の場合は、徹底的に食事で炎症を予防していくことが戦略になるのですが、「体内の炎症」というのはわかりにくいと思います。

具体的な症状がないだけに、検査数値で見せられないとわからないですね。自覚症状は「認知機能の低下」ということになるのです。

遅延型アレルギーというのは食べた直後にじんましんが出るわけでもなく、テニスのジョコビッチ選手の症状も見破れなかったのです。「テニスのパフォーマンスが落ちた」「ウインブルドンで勝てない」というのが症状だったわけで、これはちょっと見破れないですよね。

そうすると、「自分は何に抗体があるかを早く知ること」が一つ。もう一つは、「わからない時はとりあえず避けておく」ということが大事です。つまり、どこまでグルテン、カゼインフリーになれるかということが課題になってくるわけです。

この方の場合は、MMSEが21で治療適用なので「まずはグルテンとカゼインの問題をどう処理していくか」「どうやって食事を立て直したらいいのか」というところから始めています。

もう一つ、この方の場合はホルモン、有害金属に関する検査値が非常に高位だったことと、ApoE3／4で、遺伝子リスク因子も加わってくるので、早めに再生治療に入りたいと考えています。

がん治療と同時に認知症治療も

70代男性・ApoE3／4・MMSE17
主訴：アルツハイマー型認知症

前立腺がんの治療と認知機能の低下には関係性があります。この方は前立腺がんを持っていて、ホルモン剤による治療が行われていました。

一般的な前立腺がんの治療法としては女性ホルモン剤が使われますが、実は女性ホルモン剤は認知機能を下げてしまうのです。

前立腺がん治療に先立ってPSA検査が行われますが、PSAとは(Prostate Specific Antigen)＝前立腺特異抗原のことで、前立腺がんの腫瘍マーカー（がんの発現に関連を持つと考えられている生体内のタンパク質）として重要な働きをしています。

健康な人のPSA値は約2（ng/mL）以下で、加齢による前立腺肥大や炎症によって増えることがあり、一般的には4（ng/mL）以下が標準値とされています。

この方が当クリニックにいらした時の検査では0・43（ng/mL）でしたので、〝治療されすぎ〟という感じで、本当に元気がなくなってしまっていたのです。

さらに男性ホルモンである「テストステロン」の値が低いので、サイトカインによる神経再生治療もなかなか難しい状態でした。神経再生治療にあたってはテストステロンを補うのですが、そうすると今度はＰＳＡの値が上がってくる。

こうなると、がん治療を担当している先生は女性ホルモンを与えてＰＳＡを下げようとするので、結果として認知機能がどんどん低下していくという状態になるわけです。

そこで、がん治療の主治医を順天堂大学の堀江重郎先生に代わっていただいて、サイトカインによる神経再生治療を始めてＰＳＡが上がると、前立腺がんのほうは放射線治療を加えるというふうにしました。

この方のように、前立腺がんの問題を抱えていて神経再生治療に入っているケースは何名かいらっしゃって、難しさはありますが、がんに対する部分最適ではなく、生活、人生、命、健康という全体最適を考え、その上でどうすれば最も患者さんやご家族にとって最善なのかを考えて治療法を選択します。

ご家族の意向としては「認知機能をこれ以上落としたくない」というのが最優先で、

「がんは命を失わなければいい」という順位になりました。前立腺がんの場合は進行も遅いということもあって、難しい判断になりますが、ディスカッションをしながら治療を続行していくというケースでした。

認知機能でMMSEが17が14や12というふうに下がっていくと、前立腺が再発するよりも怖いのです。非常に医学的な判断を要求されているので、がん治療を担当されている先生と連携を取って神経再生を始めながら、PSAの上昇とともに、放射線治療を追加するという方法を取っていました。

そんな中、アギラー先生に「PSAの上昇が見られる前立腺がんを併発している患者さんの治療」について相談したところ、「IL－12（インターロイキン－12）を入れたサイトカインカクテル『LEU』を使って治療継続」ということになりました。

「IL－12」は、NK細胞（ナチュラルキラー細胞）を活性化し、IFN－γ（インターフェロンガンマ）の産生を促します。IFN－γはマクロファージの力を増強し、これによりマクロファージは活性酸素を使ってがん細胞を攻撃しはじめます。

つまり、サイトカインカクテルによる神経再生治療を行いながら、同時にがん治療もできてしまうという画期的な治療が可能になったわけです。

今回初めて処方することになった「ＬＥＵ」というサイトカインカクテルですが、実は、アギラー先生から提示された当初のカタログサンプルの中にも入っていて、改めてサイトカインによる治療は適用範囲の広い方法であることがわかりました。

歯周病やインプラントの炎症

60代男性・ApoE不明・MMSE13
主訴：記憶障害

この方は記憶障害で来られて、ご自身で不安を訴えられていました。初診時検査ではMMSEが13でビタミンDは16・5(ng/ml)と低位でした。

特に、オリゴスキャンによる水銀値が17・2(パーセンタイル)と非常に高位で、歯科検査でアマルガムがあったので歯科の先生に除去してもらったんです。水銀がなかなか下がらなかったので半年ぐらい解毒点滴をずっと継続して、ようやく下がってきました。

アルツハイマー病で、アマルガム(歯科金属)による水銀暴露、歯周病やインプラント炎症を抱えている方は多いです。

アルツハイマー病を発症してからの歯科治療、歯周病はなかなか立て直すのが難しいので、予防や治療を早くから心がけることが必要です。

アマルガムがない場合でも、水銀値が高い人やインプラントがたくさん入っていて、それが炎症を起こしているケースも多いのです。

歯周病やインプラントの炎症と水銀の蓄積が複合された状態は、アルツハイマー病リスク、認知機能の低下の要因となりますし、単独の要因としてだけではなく、複合的な要素に対して、神経再生治療に入る際には一つ一つ除去していくことが必要になってきます。

外傷性ダメージ歴

60代男性・ApoE不明・MMSE13
主訴：認知機能低下・記憶障害

頭部に事故や外傷で脳挫傷《ざしょう》のような大きなダメージを負った経験があったり、スポーツで脳震盪《しんとう》を繰り返したりした経験のある人。また、脳出血や脳梗塞による脳細胞の損傷が見られる人はアルツハイマー病のリスクがあります。

この方は自覚症状として認知機能が落ちてきたことから受診されたのですが、機能性脳波検査で左右が非対称の反応が出ていました。

アギラー先生の診断は双極性障害でした。脳波に左右差がなかったら、おそらく遺伝性の双極性障害と診断したと思いますが、実際には脳挫傷で、アギラー先生の診断も「外傷性の双極性障害」と出たんです。

この方の場合は左右差があって、遺伝性では説明できないので、外傷性の要因を疑っています。例えばスポーツなどの競技で頭部に何度もダメージを受けるような経験や、交通事故、落下事故、頭部打撲などの既往歴がある人は要注意です。

頭部外傷については、ご本人には記憶がなくても、歯科などで頭頸部のCTを撮った時にわかることもあります。

ただし、外傷だけが原因ということではなく、水銀値が非常に高位だったことに加え、ビタミンDも不足していたので、水銀の解毒とビタミンD補充も行いながら、再生治療を続けています。

参考文献

＊1 デヴィッド・スノウドン著・藤井留美翻訳『100歳の美しい脳―アルツハイマー病解明に手をさしのべた修道女たち』DHC 2004年
＊2 デール・ブレデセン著・白澤卓二監修・山口茜翻訳『アルツハイマー病 真実と終焉 認知症1150万人時代の革命的治療プログラム』ソシム 2018年
＊3 デイビッド・パールマター／クリスティン・ロバーグ著・白澤卓二翻訳『「いつものパン」があなたを殺す：脳を一生、老化させない食事』三笠書房 2015年
＊4 デイビッド・パールマター／クリスティン・ロバーグ著・白澤卓二翻訳『「腸の力」であなたは変わる：一生病気にならない、脳と体が強くなる食事法』三笠書房 2016年
＊5 ウイリアム・デイビス著・白澤卓二翻訳『小麦は食べるな！』日本文芸社 2013年
＊6 スティーブン・R・ガンドリー著・白澤卓二翻訳『食のパラドックス 6週間で体がよみがえる食事法』翔泳社 2018年
＊7 Stephanie Seneff http://people.csail.mit.edu/seneff/
・Eric R. Kandel／James H. Schwartz／Thomas M. Jessell／Steven A. Siegelbaum／A. J. Hudspeth 編・日本語版監修：金澤一郎・宮下保司『カンデル神経科学』メディカルサイエンスインターナショナル 2014年
・医療情報科学研究所編集『病気がみえる〈vol.7〉脳・神経』メディックメディア 第2版 2017年
・白澤卓二『アルツハイマー病が革命的に改善する33の方法』飛鳥新社 2018年
・白澤卓二『Dr.白澤のアルツハイマー革命 ボケた脳がよみがえる』主婦の友社 2018年

出版協力（順不同・敬称略）
お茶の水健康長寿クリニックおよび患者と家族のみなさま／セリスタ株式会社／株式会社ニューロサイエンス／株式会社ヘルス・ソリューション／株式会社デトックス／サイバネットシステム株式会社（医用画像診断支援プラットフォーム「INTAGE Station」による脳3D画像・画像提供：お茶の水健康長寿クリニック）／株式会社スカイネット

おわりに

〝認知症1150万人〟時代の革命的治療プログラムとして全米で話題のベストセラー『アルツハイマー病　真実と終焉』が日本でも翻訳本として公開された。著者のデール・ブレデセン博士は、約30年にわたる研究からアルツハイマー病が単一の疾患ではなく、大きく三つの型に分類される疾患群であること、さらに36個以上の原因からなる複数の病態が複合的に関与することを発見した。

この発見により新たな治療法である「リコード法」を開発、これまでにリコード法で治療した500人以上におよぶ認知症患者の9割で認知機能の改善が認められ、米国医学会に大きな衝撃を与えている。

ブレデセン博士はアルツハイマー病の脳で蓄積されるアミロイドβタンパクが神経細胞の防御反応の結果として産生されることに注目、この防御反応を引き起こすさまざまな炎症や栄養障害、ホルモン異常、遺伝的背景、毒物による中毒やカビの感染などが、複合的にアルツハイマー病における脳の防御反応を引き起こしているという仮説を立てた。

リコード法で治療されたある患者は検査でグルテンに対する抗体が検出され、肥満と糖尿病を発症していた。食事をグルテンフリーでケトン食に変更、生活習慣を改善し体重が減量すると認知機能が劇的に改善した。

また、ある記憶障害を訴える75歳の精神科医は、女性ホルモンの低下とビタミン低下の栄養障害が認められた。リコード法によるホルモン剤、ビタミン剤補充で1年間治療した結果、記憶障害は劇的に改善した。

さらに、急に計算が不得意になった55歳のアルツハイマー病患者は検査で水銀とマイコトキシン(カビの毒素)が陽性に出た。カビくさい家を引っ越し、リコード法による解毒療法で症状は改善した。

リコード法はサプリによる栄養補充のみならず、食事や運動介入による包括的プログラムで構成される。食事はケトン食を基本にし、運動は毎日1時間の有酸素運動を指導、さらに腸内フローラを最適化するなどの機能性医学を導入している。

ついにアルツハイマー病が根本原因から治療できる時代が到来したのかも知れない。

私は翻訳本が出版される前から、ブレデセン博士の公表した論文を参考にリコード法およびリコード法に基づく解毒治療を実践してきた。

日本人におけるＡｐｏＥ遺伝子４型保因者の頻度は10％で米国と同じ頻度、アルツハイマー病の発症頻度もほぼ同様と思われた。

リコード法の診療では、重金属による汚染を調べるが、クリニックでオリゴスキャンという重金属を測定できる医療器具を導入して、日本人のアルツハイマー病の患者の水銀をチェックすると、多くの患者が高濃度の水銀に汚染されていることがわかった。

同時にカドミウムやアルミニウムを調べると、水銀のみならず多くの患者がカドミウムやアルミニウムにも汚染されていることがわかった。点滴治療で解毒治療を始めたが、水銀はすぐには解毒できない。歯科の先生に頼んでアマルガムを除去してもらっても、体に蓄積した水銀の解毒治療には数年かかることがわかった。

グルテン抗体が検出される患者も多く、グルテンフリーの食事指導をするが、認知機能が下がった患者に日本でグルテンフリーを指導するのは困難を極めるケースが多く、原因を除去するのに大変苦労している。

残る道は神経の再生治療しかないと考えた私は、古くからの友人であるメキシコのアギラー先生に、彼が自閉症に使っているサイトカインがアルツハイマー病に応用できないか聞いてみた。アギラー先生は1980年代からサイトカインによる神経再生治療を自閉症に応用し、神経再生に成功していたのだ。

アギラー先生は、まずはP300という脳波を測定して、アルツハイマー病で障害を受けている神経細胞の障害を同定することが必要だというので、リコード法の治療を始めた何人かのアルツハイマー病の患者に神経再生治療の話をすると、是非、治療を受けてみたいとの返事だった。そこで、3人の若年性アルツハイマー病の患者を選別して、P300の脳波を測定してみた。

驚くべきことに、3人とも日本の大きな病院でアルツハイマー病を診断されていたにも関わらず、1人は双極性障害、1人は前頭葉側頭葉型認知症、残りの1人は脳血管性の認知症とアルツハイマー病の混合型認知症との脳波診断だった。

私は日本の病院での認知症の診断は当てにならないことに気づき、お茶の水健康長寿クリニックで、P300脳波検査、MRI画像の3D立体構築、遺伝子検査、重金属検査、フードアレルギー検査、TMS刺激による前頭葉機能評価などの検査を総合的に組み合わせて、新たな診断と治療法を構築することにした。平成30年の5月頃より、この新しい診断・治療メソッドをクリニックに導入して、それ以降、クリニックを訪れた１００人以上の認知症患者で、この新しい診断・治療メソッドを試している。驚くべきことに、１００％近い患者で治療後４か月で神経再生が脳波で確認され、約半年で家族も患者自身も認知機能を改善したことを自覚できるまで回復している。

治療群には、アルツハイマー病、脳血管性認知症、双極性障害、前頭葉側頭葉型認知症、統合失調症、アスペルガー症候群の患者がいたが、いずれも最初の４か月で神経再生が確認され、半年で症状も改善した。これまで、アルツハイマー病は治らない病気と考えられてきたが、神経再生治療により症状が回復することがわかった。本書では、この新しいメソッドがどのような内容なのかわかりやすく解説している。この治療法が日本の多くの認知症の患者に提供できるべく本書を出版することにした。治療期間がどのくらいかかるのか、認知機能がどこまで回復するのか、これからの研究課題だが、これまで治療法がなかったアルツハイマー病に明るい光が見えてきたことは間違いなさそうだ。

２０１９年3月吉日

お茶の水健康長寿クリニック　院長

白澤　卓二

【著者紹介】
白澤 卓二（しらさわ・たくじ）

お茶の水健康長寿クリニック　院長
1958年神奈川県生まれ
1982年千葉大学医学部卒業後　呼吸器内科に入局
1990年同大大学院医学研究科博士課程修了　医学博士
東京都老人総合研究所病理部門研究員　同神経生理部門室長、分子老化研究グループリーダー、老人ゲノムバイオマーカー研究チームリーダー
2007年より2015年まで順天堂大学大学院医学研究科加齢制御医学講座 教授
2015年より米国ミシガン大学医学部神経学　客員教授
2016年より獨協医科大学医学部生理学（生体情報）講座　特任教授
お茶の水健康長寿クリニック院長（2017年より現職）

BookDesign：内川たくや（ウチカワデザイン）
イラスト　：わたなべさちこ（アトリエタマ）

解毒・神経再生治療で
アルツハイマー病は予防・治療できる！

2019年3月22日　第1刷発行

著　者——白澤 卓二
発行者——徳留慶太郎
発行所——株式会社すばる舎
〒170-0013 東京都豊島区東池袋3-9-7 東池袋織本ビル
TEL　03-3981-8651（代表）03-3981-0767（営業部直通）
FAX　03-3981-8638
URL　http://www.subarusya.jp/
振替　00140-7-116563
印　刷——株式会社シナノ

落丁・乱丁本はお取り替えいたします

ISBN978-4-7991-0746-1